目 次

医療用医薬品のバーコード活用事典
◆バーコード編……………㈱マーストーケンソリューション／豊浦 基雄　2
 1. バーコードの基礎知識………………………………………………2
 2. 医療用医薬品に使用されるバーコード……………………………5
 3. 包装形態ごとの新バーコード表示…………………………………9
 4. 特定生物由来品の新バーコード表示………………………………16
 5. 生物由来品の新バーコード表示……………………………………17
 6. 注射薬の新バーコード表示…………………………………………17
 7. 内用薬・外用薬の新バーコード表示………………………………18
 8. GS1の基礎知識………………………………………………………20
 9. 医療用医薬品のバーコード表示の将来動向………………………23
 10. 医療用医薬品バーコードトラブルの対応…………………………24

◆バーコードリーダ編……㈱マーストーケンソリューション／村岡 聡　26
 1. バーコードリーダの基礎知識………………………………………26
 2. 手持ち式リーダの基礎知識…………………………………………30
 3. ハンディターミナルの基礎知識……………………………………31
 4. 固定式リーダの基礎知識……………………………………………33
 5. データコレクタの基礎知識…………………………………………35
 6. ジャケット型リーダの基礎知識……………………………………37
 7. JANコードからGS1データバーのデータ変換……………………38
 8. 印字品質の担保と印字内容のトラブル対策………………………39

◆薬局におけるGS1データバー活用事例……芳賀赤十字病院／中里 浩規　41
 1. 抗癌剤混注鑑査でのGS1データバー活用事例……………………44
 2. 注射セット鑑査でのGS1データバー活用事例……………………42
 3. 救急カート薬品管理でのGS1データバー活用事例………………48
 4. 内・外用剤鑑査でのGS1データバー活用事例……………………51

◆調剤薬局におけるGS1コードの活用と効果
 ………………………………………㈱クカメディカル／梶田 賢司　55
 1. ミスゼロ子開発の経緯………………………………………………55
 2. ミスゼロ子導入の効果………………………………………………56
 3. 新バーコードの表示とコード体系…………………………………57
 4. 調剤薬局への導入、運用方法………………………………………59
 5. 今後の取り組み、予想………………………………………………62

◆流通システム開発センターにおける取り組み
 ………………………………(一財) 流通システム開発センター／植村 康一　64

◆日本自動認識システム協会の医療に関する取り組み
 …………………(一社) 日本自動認識システム協会／仲田 卓朗・東條 義彦　67

◆参考：厚生労働省「医療用医薬品へのバーコード表示の実施要項」…　70

◆医療用バーコード読取対応製品ガイド………………………………………　77

バーコード編

㈱マーストーケンソリューション
豊浦 基雄

● はじめに

　医療用医薬品のバーコード表示に関し、医薬品の取り違え事故の防止およびトレーサビリティ確保の観点から、厚生労働省より平成18年9月15日付の「医療用医薬品へのバーコード表示の実施要項について」、平成24年6月29日と平成28年8月30日付の「医療用医薬品へのバーコード表示の実施要項」の一部改正について」で通知された。このバーコードは、新バーコードと言われ、原則平成33年4月までにすべての医療用医薬品に適用される。

● 新バーコード表示のポイント

(1)調剤包装単位の新バーコード表示（平成27年7月より実施）
　バーコード表示の実施時期を留保していた内用薬および外用薬の調剤包装単位についても、商品コードのみをバーコード表示する。
(2)JANコード（1部ITFコード）表示の削除（平成27年7月より実施）
　平成27年7月以降は、販売包装単位に表示されているJANコード（１部ITFコード）を削除し、新バーコード表示に統一する。
(3)販売包装単位及び元梱包装単位における変動情報の必須化（平成33年4月より実施）
　特定生物由来製品と生物由来製品の販売包装単位（特定生物由来製品は調剤包装単位も表示）に限定して表示されている有効期限と製造番号に関しても、流通の効率化や、トレーサビリティの強化を図ることでより適正な製品回収等の対応に資するよう、必須表示の範囲を拡大するよう要請されている。

● 1. バーコードの基礎知識

1-1. バーコード活用のメリット

　製造分野や流通分野など実績がある標準化されたバーコードの医療分野における活用メリ

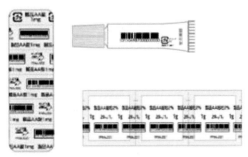

第1図　調剤包装単位（内用薬・外用薬）の新バーコード表示例

第2図　販売包装単位の新バーコード事例

ットは以下のとおりである。

① 医療の安全対策および医療IT化への貢献が期待できる

② コスト削減や適正在庫管理など物流業務の効率化が図られる

③ 薬事法改正への効率的かつ確実な対応が可能になる

1-2. バーコードの種類

第1表　製造分野や流通分野などで実績があるバーコード

名称	JAN	ITF	Code39	Code128	GS1 データバー 限定型
シンボル イメージ	4987000 123457	14987000123454	*ABC123*	123456	(01)04987000123457
表記可能 データ	数字 13 桁	数字 14 桁	数字、英字 記号	数字、英字 記号、フルアスキー 128 種の制御文字	数字 識別子 (01) +14 桁
用途	共通商品 コード	標準物流 シンボル	FA や物流などのラ ベル帳票	FA や物流などのラ ベルや帳票 公共料金振込用 GS1-128	医療用医薬品
規格	JIS X 0507 ISO/IEC 15420	JIS X 0505 ISO/IEC 16390	JIS X 0503 ISO/IEC 16388	JIS X 0504 ISO/IEC 15417	JIS X 0509 ISO/IEC 24724

1-3. バーコードの特徴

　バーコードは、光学的反射率の高い部分(白)と低い部分（黒）の組み合わせで情報を表示し、機械で読み取りとる情報媒体で特徴は以下のとおりである

1)誰でも早く簡単に読み取りができる

2)読み取りが正確で読み取り率が高い

3)簡単に印刷や印字ができる

4)CCD式・レーザ式・カメラ式など用途に適したリーダが選択できる

5)リーダと消耗品が他の自動認識技術に比べて安価である

1-4. バーコードの確認ポイント

　バーコードを運用するにあたり確認しておくべきポイントは以下の通りである。

(1)モジュール(基準となる最も細いバー幅)の確認

　JAN　0.33㎜が基準　GS1データバー (限定型)0.254㎜が基準（第3図）。

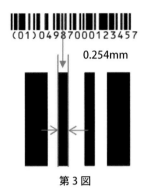

第 3 図

※基準モジュール幅よりもバーコードリーダの読み取り能力(最少分解能)が高いことを確認する。よって、医療用医薬品では、0.170㎜以上の読み取り能力があるバーコードリーダを選定する必要がある。

(2)左右の余白(クワイエットゾーン等)の確認
　左右の余白(クワイエットゾーン等)は、モジュールの10倍が一般的であるが、JANシンボルは左11倍 右7倍　GS1データバー限定型は左1倍 右5倍となっている。

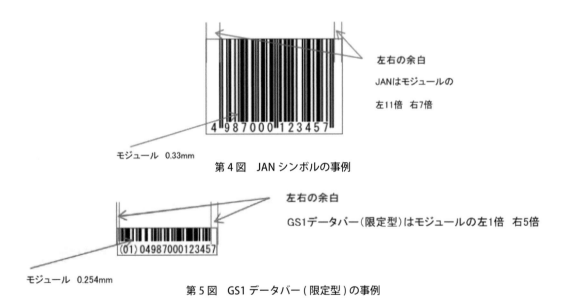

第 4 図　JAN シンボルの事例

第 5 図　GS1 データバー (限定型) の事例

※医療用医薬品新バーコードの運用では、GS1データバー限定型のモジュール左1倍右5倍の余白に対応したバーコードリーダを選定する必要がある。GS1データバーに対応していてもGS1データバー限定型に対応していない(常に左右10倍の余白が必要など)バーコードリーダが存在するので特に注意が必要である。

2. 医療用医薬品に使用されるバーコード
2-1. 包装単位別表示

第2表

調剤包装単位		優先順位1	優先順位2
PTP 表示例	商品コード のみ	(01)04987000000017	(01)04987000000017
	商品コード 使用期限 製造番号	(17)201200(10)AB12345 (01)04987000000017	(17)201200(10)AB12345 (01)04987000000017

※商品コード・使用期限・製造番号の必須表示は特定生物由来品のみ

第3表

販売包装単位		優先順位1	優先順位2
化粧箱	商品コード 使用期限 製造番号	(17)201200(10)AB12345 (01)14987000123454	(17)201200(10)AB12345 (01)14987000123454

第4表

元梱包装単位		
段ボール箱	商品コード 使用期限 数量 製造番号	(01)24987000123451(17)201200(30)100(10)AB12345

2-2. GS1データバー

　GS1データバーは、Reduced Space Symbology（省スペースシンボル）として、国際EAN協会と米国コードセンター（UCC）が共同で制定した小物商品用の流通バーコードである。2007年1月よりRSSコードからGS1データバーに改名され、現在ISO/IEC 24724：2011と一致するJISX 0509規格である。従来のバーコードは、シンボルキャラクタとエンコードキャラクタが1対1で対応していたが、GS1データバーは、データが圧縮され少ないバーコード幅で多くの情報を表示できる進化型のバーコードである。医療用医薬品では、7種類あるGS1データバーからGS1データバー限定型（旧名称:RSSリミテッド）とGS1データバー二層型（旧名称:RSS-14スタック）の2種類と変動情報（有効期限と製造番号）をコード化したGS1データバー合成シンボルを採用している。

(1)GS1データバー限定型（旧名称:RSSリミテッド）
・ヘルスケアアプリケーションで最優先して使うことを推奨しているため、注射薬やPTPアルミなど調剤包装単位や販売包装単位(パッケージ)に表示
・GS1標準システムの商品識別に対応し、(01)はデータにはないが目視文字表示を行いバーコードの先頭の商品識別は"0"または"1"
・14桁の商品識別であるGTIN（グローバルトレードアイテムナンバー）をコード化
・モジュール（基準となる最も細いバー幅）は、0.170mmから0.660mmと定めている。
・シンボルの高さはモジュールの10倍
・シンボルの長さはモジュールの79倍

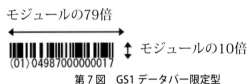

第7図　GS1 データバー限定型

(2)GS1データバー二層型（旧名称:RSS-14スタック）
・ヘルスケアアプリケーションで2番目に優先して使うことを推奨してるため、極小の注射薬などに表示
・2段に積み上げることにより超小型化
・14桁の商品識別であるGTIN（グローバルトレードアイテムナンバー）をコード化
・モジュール（基準となる最も細いバー幅）は、0.170mmから0.660mmと定めている。
・シンボルの高さはモジュールの13倍
・シンボルの長さはモジュールの50倍

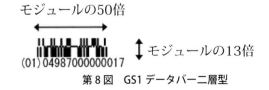

第8図　GS1 データバー二層型

(3)GS1データバー合成シンボル(コンポジットコード)
　医療用医薬品では、GS1データバー限定型（旧名称:RSSリミテッド）とGS1データバー二層型（旧名称:RSS-14スタック）の2種類が対応している
　有効期限および製造番号などの変動情報をMicroPDF417から派生した多段バーコード（2次元シンボル）で表示
　2次元シンボルの特徴である誤り訂正機能(１部が汚れても復元して読み取りができる機能)が極端に弱いため、汚れると読み取りができない

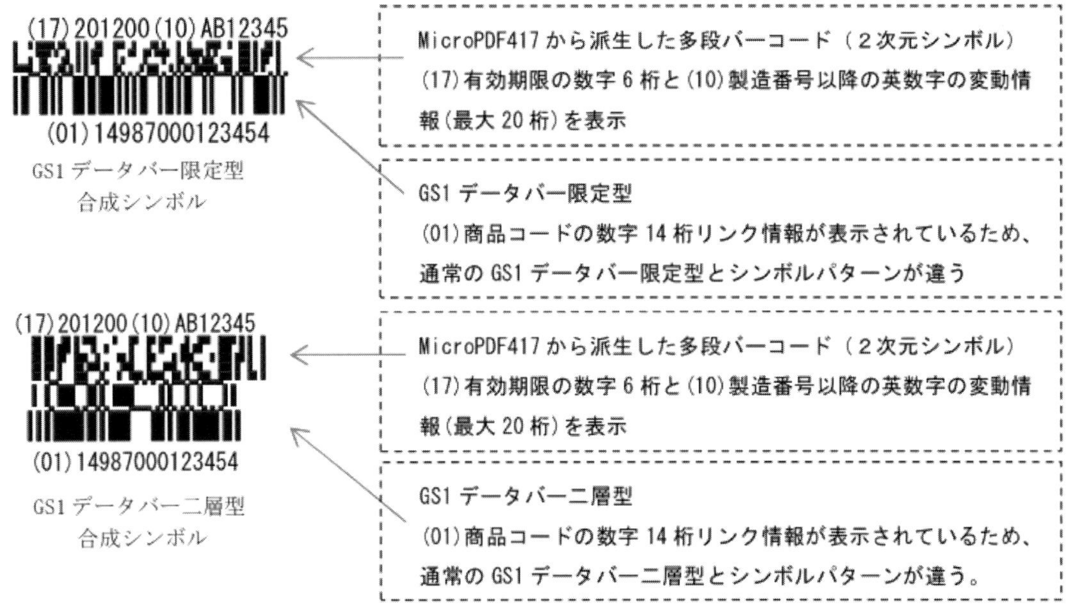

(17)201200(10)AB12345 バーコード (01)14987000123454 GS1 データバー限定型 合成シンボル	MicroPDF417 から派生した多段バーコード（2次元シンボル）(17)有効期限の数字 6 桁と(10)製造番号以降の英数字の変動情報（最大 20 桁）を表示
	GS1 データバー限定型 (01)商品コードの数字 14 桁リンク情報が表示されているため、通常の GS1 データバー限定型とシンボルパターンが違う
(17)201200(10)AB12345 バーコード (01)14987000123454 GS1 データバー二層型 合成シンボル	MicroPDF417 から派生した多段バーコード（2次元シンボル）(17)有効期限の数字 6 桁と(10)製造番号以降の英数字の変動情報（最大 20 桁）を表示
	GS1 データバー二層型 (01)商品コードの数字 14 桁リンク情報が表示されているため、通常の GS1 データバー二層型とシンボルパターンが違う。

第 9 図　GS1 データバー合成シンボル

2-3. GS1-128

　GS1-128は、従来から存在するCode128をGS1（グローバルな流通標準化機関)の運用ルールに基づいて運用するアプリケーションバーコードである。

　GS1-128は、段ボール箱に表示する元梱包装単位(任意表示)で利用される。元梱包装単位は、医薬品卸企業内での運用が一般的であるが、輸液などは元梱包装単位のまま医療現場に納入される場合もある。

・シンボルの高さは10mmが業界の推奨値となっているが、GS1標準では、最低の高さを12.70mm以上と定めている。
・モジュール（基準となる最も細いバー幅）は、0.170mmから0.495mmと定めている。

(01)商品コード 14 桁固定長

(17)使用期限　　6 桁数字のみ固定長　西暦下 2 桁＋月 2 桁＋日 2 桁（日付の表示をしない場合は 00）

(30)数量　　　　6 桁数字のみ可変長最大 8 桁

(10)製造番号　　20 桁英数字可変長最大 20 桁

第 10 図　GS1-128

3. 包装形態ごとの新バーコード表示

　医療用医薬品では、注射薬内用薬外用薬を包装形態ごとに調剤包装単位、販売包装単位、元梱包装単位の3層に分類する。

3-1. 包装形態

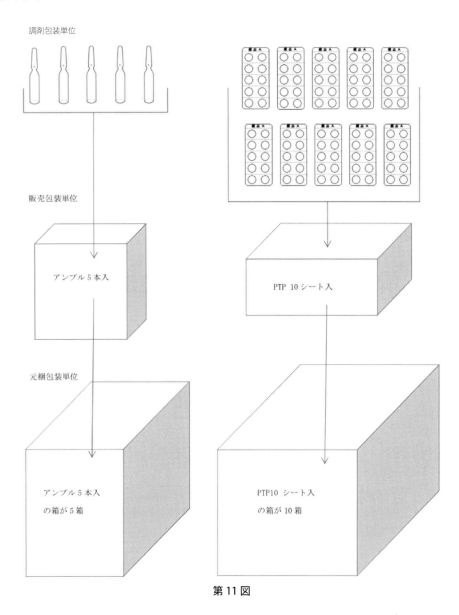

第11図

3-2. 包装単位ごとのバーコード表示

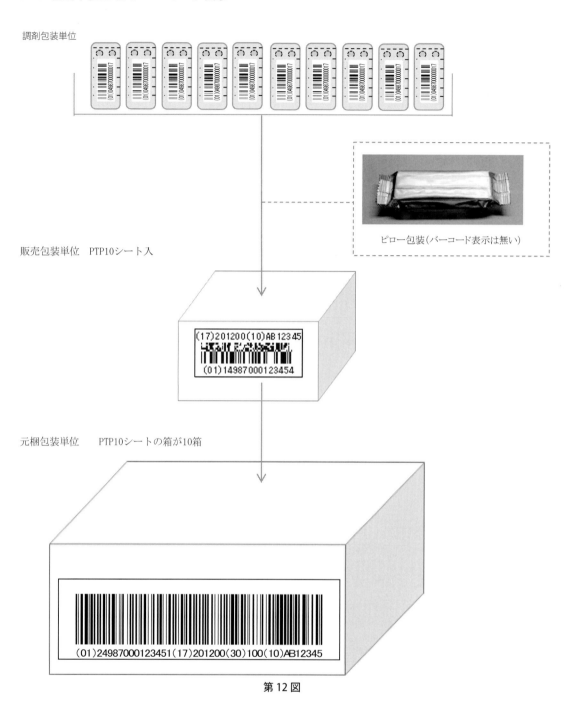

第12図

3-3. 調剤包装単位

　製造販売業者が医薬品を包装する最小の包装単位をいう。例えば錠剤、カプセル剤であればPTPシートやバラ包装の瓶、注射剤であればアンプルやバイアルごとに商品コードを付番する（第13図）。

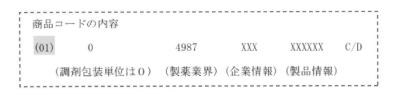

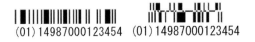

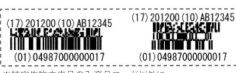

※特定生物由来品のみ商品コード以外に
　変動情報（仕様期限と製造番号）を表示する。

第13図

(1)注射剤

　バイアル、アンプル、バッグ単位ごとに製薬企業が新たに商品コード（GTIN）を表示する（第14図）。

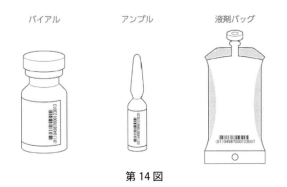

第14図

(2)錠剤

　PTP包装では、同一製剤であっても10錠シート・14錠シート・21錠シートなど、1シート（調剤包装単位、最小包装単位）あたりの錠数が異なるごとに販売会社が新たに各々個別の商品コード（GTIN）を裏面に1シートあたり1ヶ所以上表示する。バラ包装（瓶・袋入り包装）では、同一製剤であっても500錠包装、1000錠包装など、瓶1本（調剤包装単位）あたりの錠数が異なるごとに販売会社が新たに各々個別の商品コード（GTIN）を表示する（第15図）。

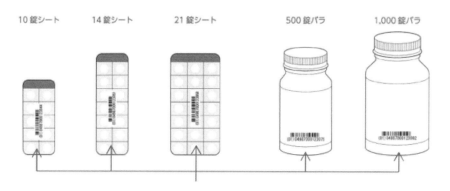

同一製剤であっても全て商品コード(GTIN)が異なる
第15図

(3)細粒・粉末製剤

　分包品については、同一製剤であっても1g分包、2g分包など、1包（調剤包装単位）あたりの容量が異なるごとに販売会社が新たに各々個別の商品コード（GTIN）を表面または裏面のいずれかに1包あたり1ヶ所以上表示する。

　バラ包装（瓶・袋入り包装）では、同一製剤であっても100g包装、500g包装など、瓶1本（調剤包装単位）あたりの容量が異なるごとに販売会社が新たに各々個別の商品コード（GTIN）を表示する（第16図）。

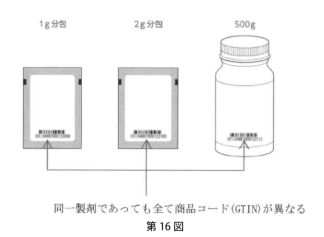

同一製剤であっても全て商品コード(GTIN)が異なる
第16図

(4)臨床試用医薬品

　臨床試用医薬品についても医療事故防止の観点から当該製品と同じ新コードを表示する。

(5)製剤見本

　製剤見本へのコードの表示は原則必要ないが、コード表示する場合には当該製品と同じ新コードを使用する。

(6)セット包装品

主剤とセットして販売される物、すなわち主剤の溶解用としてのみ使用される生理食塩液、注射用水、リドカインなどの添付溶解液については表示の対象外とする。

(7)麻薬製品

麻薬製品はメーカー間の相互仕入れが発生していることなど、通常の医療用医薬品とは流通経路、管理方法が異なるため、販売包装単位および元梱包装単位には表示を要さないが、調剤包装単位については医療事故防止の観点から表示する。ただし、その商品コード（GTIN）は販売会社ではなく、製造販売会社のものを使用する。

(8)体外診断薬

体外診断薬は、医療機器・医療材料と同じGS1-128を個装、中箱、外箱に表示する（第5表）。

第5表

包装形態	商品コード	使用期限	製造番号
個装	◎	◎	◎
中箱	◎	◎	◎
外箱	◎	◎	◎

◎：必須表示

個装

中箱

外箱

3-4. 販売包装単位

調剤包装を保護する包装単位でパッケージと言われ、医薬品取り扱いの利便性や情報伝達の機能を持つ（第17図）。

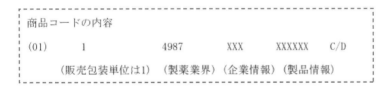

第17図

第18図　バーコード表示例

(1)レーザマーカ印字
　販売包装単位では、パッケージにあらかじめ黒色や青色などベタ印刷をした部分をレーザマーカで削り取りバーコードを印字する場合がある。この場合通常印刷と同じように黒バーを残し、スペースを削るポジ印字となる。

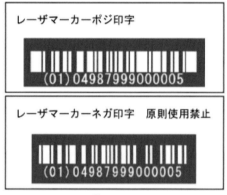

第19図　　　　　　　　　　　　　　　　　第20図

(2)UV硬化インクジェット
　販売包装単位の印字は、レーザマーカ以外に紫外線でインクを硬化させるUVインクジェット方式がある。最近ではこの印字方式が注目されている。

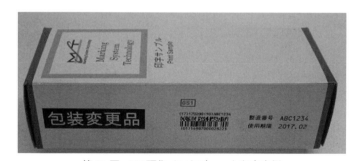

第21図　UV硬化インクジェット印字事例

3-5. 元梱包装単位

販売包装を保護する包装単位で通常段ボール箱で運用される。医療機関へ元梱包装単位で納入される医薬品は、輸液など1部の医薬品だけである（第22図）。

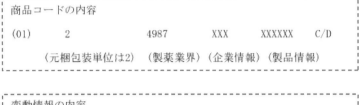

第22図

(1) バーコード表示例

第23図、写真1参照。

第23図

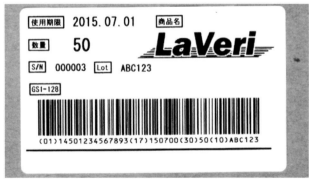

写真1

3-6. 商品コードの番号体系

GTINの番号体系において調剤包装単位と販売包装単位では商品コード（JANコード部分）

が不一致となる。これは、従来より販売包装単位で100錠入りと500錠入りでは、別々の商品コード（JANコード部分）を取得していたため、調剤包装単位に一致させるコードが表示できない。販売包装単位と元梱包装単位のバーコード表示では、商品コード(JANコード部分)が一致する（第24図）。

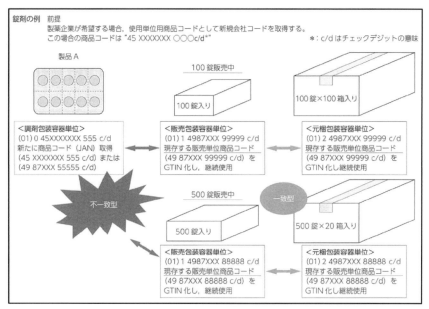

第 24 図

4. 特定生物由来品の新バーコード表示

　特定生物由来製品は、主に人の血液や組織に由来する原料または材料を用いた製品で凝固因子製剤のような血液製剤が対象となる。

　改正薬事法第2条第6項では、「生物由来製品のうち、販売し、賃貸し、または授与した後において当該生物由来製品による保健衛生上の危害の発生または拡大を防止するための措置を講ずることが必要なものであつて、厚生労働大臣が薬事・食品衛生審議会の意見を聴いて

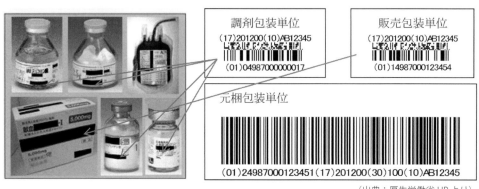

（出典：厚生労働省 HP より）

第 25 図

指定するものをいう」と記載されている（第25図）。

5. 生物由来品の新バーコード表示

　生物由来製品は、主に動物に由来する原料または材料を用いた製品でワクチン、遺伝子組換え製品、動物成分抽出医薬品などが対象となる。
　改正薬事法第2条第6項では、「人その他の生物(植物を除く。)に由来するものを原料または材料として製造(小分けを含む。以下同じ。)をされる医薬品、医薬部外品、化粧品または医療用具のうち、保健衛生上特別の注意を要するものとして、厚生労働大臣が薬事・食品衛生審議会の意見を聴いて指定するものをいう」と記載されている（第26図）。

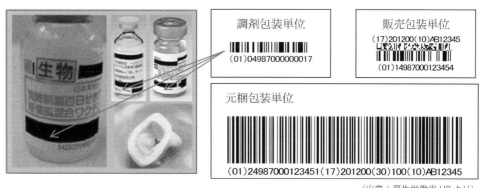

第26図

6. 注射薬の新バーコード表示

　注射薬の新バーコード表示は数年前より実施しているが、調剤包装単位には表示面積が少ないことから、変動情報まで表示している企業は少ない。調剤包装単位の新バーコード表示は、オフセット印刷または凸版印刷(2400dpi相当)が主流である（第27図）。

第27図

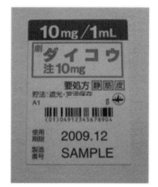

写真2　注射薬の調剤包装単位表示例

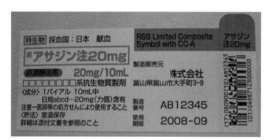

写真3　注射薬の調剤包装単位表示例（特定生物由来製品）

● 7. 内用薬・外用薬の新バーコード表示

　内用薬や外用薬の新バーコード表示は、2015年7月より実施されることから、調剤薬局での運用が期待される。
　調剤包装単位の新バーコード表示は、グラビア印刷(200dpi相当)が主流である（第28図）。

第28図

錠剤やカプセルを1錠ずつ包装する形態は、PTP(Press Torugh Package)と呼ばれ、その包装機をPTP包装機と呼ぶ。PTP包装機は、バーコードの印刷位置が固定できるピッチ印刷対応の装置とバーコードの印字位置が固定できないエンドレス印刷対応の装置がある。製薬企業全体では、バーコードの印字位置が固定できないエンドレス印刷対応の装置が多い。バーコードは、PTP 1シートに1ヶ所以上の表示となり、エンドレス印刷では、有効なバーコードの視認性を上げるため、バーコードを枠で囲む。

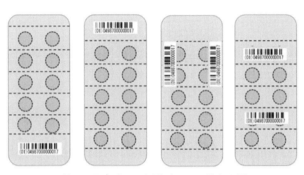

第29図　ピッチ印刷バーコード表示例

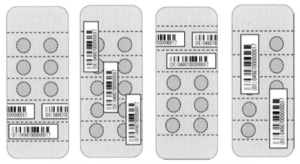

第30図　エンドレス印刷バーコード表示例

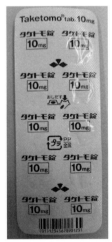

写真4　内用薬表示例
　　　　PTP ピッチ印刷

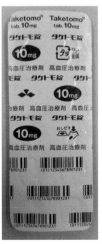

写真5　内用薬表示例
　　　　PTP エンドレス印刷

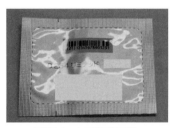

写真6　内用薬表示例
　　　　シール製品

※左記はエンドレス印刷の表示例で、実際にはバーコードを枠で囲む必要がある。

● 8. GS1の基礎知識

8-1. GS1の基礎知識

(1)GS1（ジーエスワン）

　2005年に発足したグローバルな流通標準化機関で、日本の流通システム開発センターも加盟している。GS1の加盟機関は、国・地域を代表する流通コード機関で、現在110以上の国・地域が加盟している。

　GS1は、国際的な商取引を円滑にすることを目的とした識別・通信システムを制定している。

(2)GS1標準システム

　アプリケーションにおいて、標準データ体系と標準バーコードを用いて自動にデータを取得し処理を行い、商品、物流単位、文書、資産、物理的位置（ロケーション）を独自に識別する手段を世界中のユーザーに提供するシステムである。

　このシステムの際立った特徴は、AI（アプリケーション識別子）と呼ばれる一連の標準データ構造を採用し、製品に関する補助情報をコード化していることである。

　GS1標準システムではさまざまなデータキャリア技術を統合して、サプライチェーン全体にわたり連続した一貫性のあるシステムの構築が可能である。

(3)GTIN（Global Trade Item Number）（ジーティン）

　国際的な流通標準化機関のGS1（本部：ベルギー）により標準化された国際標準の商品識別コードの総称である。GS1データバーなどのバーコードシンボルにおいて、アプリケーション識別子としてAI（01）を利用する場合、商品コードは14桁に設定されているが、この場合は14桁にそろえたGTINを使用することになっている。GTINの採用により国際標準の商品識別コードの運用が可能となり、今回の厚生労働省通知におけるJANコードの削除もこのGTINの本格的な運用を示唆している。

(4)AI（Application Identifier）アプリケーション識別子

　AI（アプリケーション識別子）は、バーコード、2次元シンボル、電子タグなどの自動認識技術を介して、さまざまな情報を企業間で交換するための標準ルールである。製造年月日、賞味期限、有効期限、ロット番号、重量、梱包番号、発注番号など、さまざまなデータの先頭につけてデータを識別し、GS1-128や2次元シンボルに使用される。GS1総合仕様書やISO規格でそれぞれのデータのコードが決められており、データの桁数やフォーマットも規格化され、誰でも標準的に使えるデータ標準体系である。医療用医薬品では、このAI（アプリケーション識別子）の採用が重要である。AI（アプリケーション識別子）の採用により、バーコード、2次元シンボル、電子タグなどの自動認識技術の表示方法が変わっても、同じルールでデータの運用ができる。

　将来GS1データバーから2次元シンボルや電子タグへの表示変更があった場合でも、最小限のシステム変更で対応が可能となる。AIには、固定長のものと、可変長のものがある。複数のAIを連結して利用する場合は、その順番にも考慮が必要であり、原則としては、GS1識別キー（商品識別コードなど）を最初に表示し、その後、属性情報のAIを表示する。

8-2. AI(アプリケーション識別子)やFNC1(制御記号)を含んだ表示項目の仕様

第5表　GS1データバー事例

表示項目	構成		桁数	内容
商品コード 固定長 数字のみ 16桁	AI(アプリケーション識別子)		2	(AI) 01
	G T I N	インディケータ	1	0.調剤包装単位　1.販売包装単位　2.元梱包装単位
		商品コード	12	製薬企業表示（4桁）企業コード(3桁) 商品アイテムコード（5桁）
		チェックデジット	1	インディケータ1桁と商品コード12桁から計算されるチェックデジット(JANコードのチェックデジットと異なる)

第6表　GS1－128事例

(01)24987000123451(17)201200(30)100(10)AB12345

表示項目	構成		桁数	内容
制御記号	FNC1			GS1システムであることの宣言をする
商品コード 固定長 数字のみ 16桁	AI(アプリケーション識別子)		2	(AI) 01
	G T I N	インディケータ	1	0.調剤包装単位　1.販売包装単位　2.元梱包装単位
		商品コード	12	製薬企業表示（4桁）企業コード(3桁) 商品アイテムコード（5桁）
		チェックデジット	1	インディケータ1桁と商品コード12桁から計算されるチェックデジット(JANコードのチェックデジットと異なる)
有効期限 固定長 数字 8桁	AI(アプリケーション識別子)		2	(AI) 17
	有効期限／使用期限		6	有効(使用)期限、薬効期限など。製品が使用または消費に耐えうる期日を示す。ISOフォーマットYY／MM／DD表示 西暦下2桁のYY年MM月DD日の各2桁 「日」が特定できない場合、DDを00に変更する
数量 可変長 数字 10桁	AI(アプリケーション識別子)		2	(AI) 30
	数量		8	一個単位で計測できる商品の個数 可変長のため各企業で異なる 最大8桁(GS1仕様)データ末尾を認識するために当該データの直後に「FNC1」を挿入する
制御記号	FNC1			可変長の区切りを表示する
製造番号 可変長 英数字 最大22桁	AI(アプリケーション識別子)		2	(AI) 10
	ロットナンバー		20	識別のためメーカーが設定する記号番号（ロット番号、バッチ番号、加工処理番号、シフト番号など） 可変長のため各企業で異なる。最大20桁(GS1仕様)
可変長の最後は、次に続くAIが無いため、「FNC1」は不要				

第7表　GS1データバー合成シンボル事例

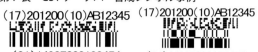

表示項目	構成		桁数	内容
商品コード 固定長 数字のみ 16桁	G T I N	AI（アプリケーション識別子）	2	（AI）01
^	^	インディケータ	1	0.調剤包装単位　**1.販売包装単位**　2.元梱包装単位
^	^	商品コード	12	製薬企業表示（4桁）企業コード（3桁） 商品アイテムコード（5桁）
^	^	チェックデジット	1	インディケータ1桁と商品コード12桁から計算されるチェックデジット（JANコードのチェックデジットと異なる）
有効期限 固定長 数字 8桁		AI（アプリケーション識別子）	2	（AI）17
^		有効期限／使用期限	6	有効（使用）期限、薬効期限など。製品が使用または消費に耐えうる期日を示す。ISOフォーマットYY／MM／DD表示西暦下2桁のYY年MM月DD日の各2桁 「日」が特定できない場合、DDを00に変更する
製造番号 可変長 英数字 最大22桁		AI（アプリケーション識別子）	2	（AI）10
^		ロットナンバー	20	識別のためメーカーが設定する記号番号（ロット番号、バッチ番号、加工処理番号、シフト番号など） 可変長のため各企業で異なる。最大20桁（GS1仕様）

第8表　GS1データバー合成シンボル(輸血バックなど)事例

表示項目	構成		桁数	内容
商品コード 固定長 数字のみ 16桁	G T I N	AI（アプリケーション識別子）	2	（AI）01
^	^	インディケータ	1	0.調剤包装単位　**1.販売包装単位**　2.元梱包装単位
^	^	商品コード	12	製薬企業表示（4桁）企業コード（3桁） 商品アイテムコード（5桁）
^	^	チェックデジット	1	インディケータ1桁と商品コード12桁から計算されるチェックデジット
有効期限 固定長 数字 12桁		AI（アプリケーション識別子）	2	（AI）7003
^		有効期限(日時分)	10	製品の有効期限を時間・分まで示す場合に使用する。 例：医療機関内や薬局での特定の製品の有効期限管理。 YYMMDDHHMMの10桁で年月日時分を表示
製造番号 可変長 英数字 最大22桁		AI（アプリケーション識別子）	2	（AI）21
^		シリアルナンバー	20	製品のライフタイム全体にわたって、メーカーが設定した連続番号、またはコード（例：製造シリアル番号、追跡可能番号、連絡管理のID番号など）

9. 医療用医薬品のバーコード表示の将来動向

　内用薬や外用薬の新バーコード表示は、2015年7月より実施されることから、調剤薬局での運用が期待されるが、その運用が進めば以下の新たなバーコード表示が検討される可能性がある。

9-1. DPC（包括医療費支払い制度方式）の採用と1錠ごとのバーコード表示

　DPCとは、入院期間中に治療した病気の中で最も医療資源を投入した一疾患のみに、厚生労働省が定めた1日当たりの定額の点数からなる包括評価部分（入院基本料、検査、投薬、注射、画像診断など）と、従来どおりの出来高評価部分（手術、胃カメラ、リハビリなど）を組み合わせて計算する方式である。

　このような背景から対象の疾患以外では、持参薬が増える傾向にある。この持参薬の判別は薬剤師にとって大変な作業になるため、1錠ごとのバーコード表示が期待される可能性がある（第31図）。

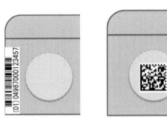

第31図

9-2. 一包化と錠剤への直接バーコード表示

　一包化は、多種類の薬剤が投与されている患者にしばしばみられる薬剤の飲み忘れ、飲み誤りを防止することや、心身の特性により、錠剤などを直接の被包から取り出して服用することが困難な患者に配慮することを目的としている。しかし、一包化された薬剤の判別は薬剤師にとって大変な作業であることから、錠剤への直接バーコード表示が期待される可能性がある（第32図）。

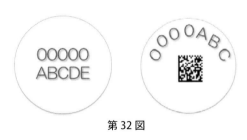

第32図

9-3. 処方期間の長期化とピロー包装へのバーコード表示

　2002年、外来患者の薬剤投与期間に関する規則が原則廃止され、薬価基準収載後1年以内

の医薬品などを除き、内服薬、外用薬ともに投与日数の上限が廃止された。

　これにより医師の判断によって投与期間を設定することができるようになった。また、高齢者の増加に比例して慢性疾患の患者が増加し、長期間同じ薬を服用する傾向が高まったこともあり、処方箋に記載される投与日数は長期化の傾向を見せている。このような背景から、ピロー包装での投薬が増える傾向にあるため、バーコード表示が期待される可能性がある。

10. 医療用医薬品バーコードトラブルの対応

　バーコードの読み取りトラブルが発生した場合は、以下の手順で対応することが望ましい。また、選定するバーコードリーダは、メディカル担当者がいるメーカーの製品を使用するとトラブル時の対応が適切に行える（第33図）。

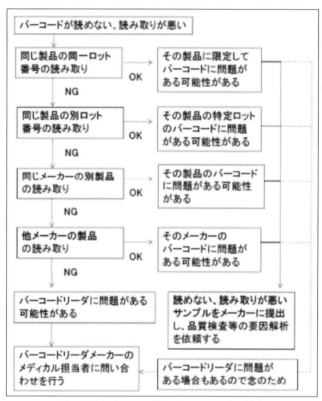

第33図　バーコード読み取りトラブル対応

参考文献
1) じほう：月刊薬事臨時増刊号医療用医薬品のバーコード活用マニュアル
2) じほう：ファームテクジャパン臨時増刊号医療用医薬品のバーコード表示、創包工学研究会
3) (一社)日本自動認識システム協会：よくわかるバーコード・二次元シンボル、オーム社
4) 平本純也：知っておきたいバーコードの知識、日本工業出版
5) 医療用医薬品新コード表示ガイドライン：日本製薬団体連合会

6)「医療用医薬品へのバーコード表示の実施要項について」（平成18年9月15日付、薬食安発第0915001号厚生労働省医薬食品局安全対策課長通知、平成19年3月1日付薬食安発第0301001号厚生労働省医薬食品局安全対策課長通知で一部改正）

7)「医療用医薬品へのバーコード表示の実施要項」の一部改正について（平成24年6月29日付医政経発0629第1号、薬食安発0629第1号、厚生労働省医政局経済課長・医薬食品局安全対策課長連名通知）

8)「医療用医薬品へのバーコード表示の実施要項」の一部改正について（平成28年8月30日付医政経発0830第1号、薬生監麻発0830台1号、校正労働省医政局経済課長・医薬・生活衛生局安全対策課長・医薬・生活衛生局監視指導・麻薬対策課長連盟通知）

9) GS1 General Specifications　Version 15 (issue 2)、Jan-2015

┌─ 筆者紹介 ─┐

豊浦 基雄
㈱マーストーケンソリューション
バーコードプランナー

バーコードリーダ編

㈱マーストーケンソリューション
村岡　聡

● バーコードリーダの基礎知識

　バーコードリーダは、1970年代に開発されて半世紀を迎えようとしているが、バーコードしかり2次元シンボルも読み取る原理は、バーコードリーダが照明光をシンボルに照射して、反射してくる拡散反射光（乱反射光）を受光して白と黒のシンボルパターンに変換してデータを解析すると言う原理は現在も開発当初より変わっていない。

　しかし、その形状や性能はテクノロジーの躍進により開発当初のバーコードリーダからは想像できないレベルにまで進化している。時代と共に進化したのは読み取り装置となるバーコードリーダだけではなく、バーコードプリンタやレーザーマーカー、インクジェットプリンタなどのバーコード印字する装置も格段に進歩しており、印字できる対象物や印字方法などの選択肢が広がる事により、あらゆる業種、業界で多岐にわたりバーコードが利用されており、今やバーコードがなければ世界中の産業が成立しない時代となっている。

　バーコードリーダを大きく分類すると手持ち式、固定式、卓上式に分けられるが、現在では用途や運用方法に合わせて非常に多種多様なタイプが存在する。

　最近では、流通業界やサービス業界でスマートフォンやタブレットとバーコードリーダを組み合わせて利用するニーズも拡大しており、バーコードリーダの活用範囲が拡大している。

　本書では、医療・医薬現場にてバーコードを利用する方々に向けて、バーコードを効果的かつ導入後のトラブルを軽減するためのノウハウの提供を目的としているので、細かな技術的な解説は省略する（※バーコードに関する技術的情報が必要な場合には、「知っておきたいバーコードの知識（日本工業出版発刊）」を参照されたい）。

1. バーコードリーダを選定するための基礎知識

1-1. 用途別タイプ

　バーコードリーダは用途別に第1表の通りに分類ができる。

第1表　用途別タイプ

手持ち式リーダ
ハンディターミナル
固定式リーダ
データコレクタ
ジャケット型リーダ

　用途別タイプについては、次章以降で解説しているのでこの章では省略する。

1-2. 読み取り方式

バーコードの読み取り方式は第2表の通りに分類できる。

第2表　読み取り方式

読取方式	読み取れるシンボル
ライン CCD	バーコード
リニアイメージャ	
レーザー	
エリアイメージャ	2次元シンボル、バーコード

　バーコードリーダを選定する時の基本となる要素で、実際に利用するシーンに合わせた読取方式のリーダを選定しないと、せっかくバーコードを導入したにも関わらず非常に効率が悪かったり、一部ではバーコードが利用できないと言ったトラブルが発生する。

　まず、バーコードだけ読み取れば良いのか？ 2次元シンボルも読み取る必要があるのか？ で選択が分かれる。医療用医薬品バーコードで例えると、商品コードにプラスして使用期限や製造ロット番号の付加情報も必要な場合には2次元シンボルが読み取れる"エリアイメージャ"方式を採用しているバーコードリーダを選択しなければならない。

　通常、2次元コードリーダと呼ばれているバーコードリーダは"エリアイメージャ"方式のバーコードリーダを指している。

　2次元シンボルを読み取る必要がない場合には、ラインCCD、リニアイメージャもしくはレーザー方式のバーコードリーダを選択[1]する。

　ラインCCDの特徴は、読取方式の中では一番コストが安いが、レーザー方式に比べて読取スピード、読取距離、読取幅が劣っている。CCD方式の代表的なバーコードリーダは、世界中のスーパーやコンビニなどのPOSレジで古くから利用されているタッチ式バーコードリーダであり、理由としては、

①読み取るバーコードが商品コード(JAN)など読取幅が限定されている。

　(CCDタイプの読取幅は、基本的にリーダの読み取り間口とほぼ同じとなる。)

②人が操作するスピードに対応できれば良い。

③商品のバーコードにタッチして読ませるので、読取距離は必要ない。

④バーコードリーダの購入コストが安い。

が挙げられる。

　レーザーの特長は、読取方式の中では一番遠くまでバーコードを読み取る事ができ、一番高速に読み取る事が可能である。レーザー方式のバーコードリーダは、主に産業系で利用されるケースが多く、産業系では伝票、段ボール、商品、パレット、棚、etc、非常に様々な種

---

[1] 2次元コードリーダでもバーコードの読み取りは可能だが、ハードウェアの価格が少し高めとなるが、将来、2次元コードの利用は見込まれている場合には、当初から2次元コードリーダを採用した方が結果的にコストは低くなる。

医療・医薬業界では、今後GS1合成シンボルやGS1-DataMatrixと言った2次元コードの普及が見込まれるので、2次元コードリーダの導入を推奨する。

類のバーコードを読み取らなくてはならず、レーザー式バーコードリーダが採用されている。理由として、

①段ボールのケースコードなど幅広いバーコードが読める。

②バーコードの印字品質が様々である。

③棚や積み上げられた商品などの離れた距離にあるバーコードを読む必要がある。

④検品業務など、大量のバーコードを素早く読み取らせる必要がある。

などが、挙げられる。

　ちなみに、最近ではCCDスキャナも光源となるLEDを高輝度化する事により、離れたバーコードも読み取れるリニアイメージャ方式のバーコードリーダも出回っている。

　エリアイメージャ方式の特徴は、CCDやレーザーの様に照射した光のライン（線）で読み取るのではなく、デジタルカメラと同様にエリア（面）を撮影して、撮像した画像を解析するので、横方向と縦方向に情報パターンを持つ2次元シンボルを読み取れる唯一[2]の読取方式である。

　2次元シンボルは、飛行機、自動車、電子部品、食品などの産業界におけるトレーサビリティの要求と共に飛躍的に普及し、現在では一般消費者もスマートフォンなどで利用されるほどに認知されている。

　医療・医薬業界では、2008年に厚生労働省からの「医療用医薬品における新バーコード表示について」の通達から、日薬連を中心に医療用医薬品における新バーコード表示のガイドラインが制定され、特定生物由来品および生物由来品を皮切りに、商品コードだけでなく、使用期限、製造ロットNo.の属性情報を表示するためにGS1合成シンボルの利用が広がっている。海外でも同様に属性情報の表示が進んでいるが、海外では2次元シンボルとしてGS1-DataMatrixが採用されている。

　2次元コードリーダ（2次元シンボル）を採用する理由として

①多くの情報が印刷ができる。

②狭い印字スペースに印刷ができる。

③印字品質の悪いバーコードも読み取りができる。

④2次元シンボルの印字が欠落しても読み取れる。

　最近では、使用期限や製造ロットNo.などの文字の認識が可能な2次元コードリーダも販売されており、バーコードの読み取りと同時に使用期限チェックや製造ロットNo.のトレース情報の収集にも活用されている。

1-3. 分解能とコントラスト

　バーコードをスムーズに運用する為に最低限注意しなければならないのが「分解能」と「コントラスト」である。

　分解能を分かりやすく説明すると、バーコードリーダがどこまで細かく印字されたバーコ

---

[2]：例外的に他の読取方式でも2次元コードは読み取れるリーダは存在する。

ードや2次元コードを読み取れるか示す読取性能である。

コントラストは、バーコードのバーパターンを解析する時に、白と黒の明暗差がどれだけ少なくても読み取れるかを示す読み取り性能である。

(1)分解能

一般的に分解能の能力によって、"標準タイプ"と"高分解能タイプ"に区別されて呼ばれている。

標準タイプは、読み取る対象となるバーコードの一番細いバーの幅が0.19mm以上で印字されたバーコードならば読み取れる性能になっており、高分解能タイプに比べて遠くから読み取ることが可能である。

高分解能タイプは、0.19mm以下の細く印字されたバーコードが読み取れる性能になっているが、標準タイプと比べて遠くから読ませることができない。

医療医薬業界における新バーコード表示のガイドラインでは、GS1データバーの最少印字幅を0.16mm以上と定義しているが、ガイドラインで示されている最少バー幅でバーコードを印字してしまうと、既にバーコードリーダを利用している一部のサプライヤーでは"バーコードが読み取れない。"と言ったトラブルが発生する可能性が大きい。

高分解能タイプは、バーコードの運用ルールをコントロールできる工場内など、ローカルで使用する場合に限定されて利用されている。

バーコードを印字する場合は0.19mm以上、2次元シンボルを印字する場合は0.25mm以上で印字する事により、流通後のサプライヤーや医療機関での読み取りトラブルの可能性は大きく軽減できる。

近年のバーコードリーダは性能が向上しており、標準タイプでも0.19mm以下の細いバーコードも読み取れるようになってきているが、読み取り性能の高いバーコードリーダに合わせてバーコードを印字してしまうと、市場に流通してから読めないと言うトラブルが発生するので注意が必要である。

第3表　分解能

タイプ	バーコード	読取距離	用途
標準タイプ	0.19mm 以上 /1D 0.25mm 以上 /2D	遠くから読める	一般的に利用
高分解能タイプ	0.19mm 未満 /1D 0.25mm 未満 /2D	読取距離が短い	限定された運用で利用

(2)コントラスト

バーコードリーダは、読み取るバーコードに光を照射して、反射してきた光を受光して、光の明暗差から白と黒のバーのパターンをより再現し、バーコードを解析している。

この明暗差の差が少ないほど読み取りづらくなってしまうので、白と黒のバーはできる限りくっきりと明暗差が分かるように印字する事が望ましい（第1図）。

一般的に低いコントラストに強い読取方式は、CMOSカメラ方式で、続いてレーザー方式、リニアCCD方式となる。

運用上どうしてもコントラストが悪いバーコードや2次元コードを読まなければならない場合は、CMOSカメラ方式の2次元コードリーダを採用する事を推奨する。

読み取り易い

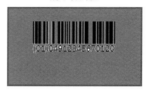
読み取り難い

非常に困難

第1図

◉ 手持ち式リーダの基礎知識

　手持ち式リーダだけでも用途や運用に合わせて様々なタイプのバーコードリーダが販売されており、市場で一番多く使われている一般的なバーコードのタイプである。
　手持ち式リーダは基本的にパソコンやPOSレジなどの上位コンピュータに接続されて利用するので、利用する範囲は上位コンピュータ周辺に限定される事となる。
　利用されるシーンとしては、
①机上での検品や監査の作業
②看護カートでの投薬チェック作業
③入荷時の検収作業で伝票番号の読み取り作業
④装置へ投入品種の指示作業
⑤店舗でのPOSレジの作業
など、業界問わず幅広く利用されている。
(1)形状について
　手持ち式リーダの形状は"ヘラ形タイプ"と"ガン形タイプ（ピストルの形に似ているためこのように呼ばれている）"に分かれ、ヘラ形タイプは主にラインCCD方式が多くカウンター業務等で利用されている。レーザー方式のヘラ形タイプは、看護カートやピッキングカートなど設置スペースが確保できない環境で多く利用されており、非常に重宝されている形状である。
　レーザー方式とエリアイメージャ方式の手持ち式リーダは、ガン形タイプが主流で、あらゆるシーンで利用できるオールマイティなタイプである。
(2)インターフェース
　上位ホストとの接続形式には、USB、RS-232C、PS/2、Bluetoothなどがある。
　USBは主にパソコンやタブレットが上位ホストの場合に選択され、RS-232CはPLCや装置に直接接続する場合に選択される。PS/2は、キーボード専用コネクタが付いているパソコンが年々少なくなって来ており、現在ではニーズは非常に少ない。
　上位ホストとの接続をこれらの有線ではなく、"もっと自由に広い範囲で読み取りたい"、"ケーブルは事故の元となる"、"ケーブルに埃が貯まる"などの理由から、ワイヤレスで接続したいと言う要求が増えている。
(3)付加価値となるオプション
　手持ち式リーダの選択肢として読取性能だけでなく、ニッチな現場で要求される特別なオ

第4表

特別なオプション	ニーズ
抗菌仕様	病院内など抗菌ニーズに対応
静電気防止仕様	デリケートな電子部品の製造現場やクリーンルームなどの帯電防止のニーズに対応
耐圧防爆仕様	発火原因とならない様に完全密封された構造で、発火集気の漂う危険エリアでの利用に対応

プションを第4表で紹介する。

(4) 手持ち式リーダ製品の一例

　手持ち式リーダ製品の一例を第5表に示す。

第5表

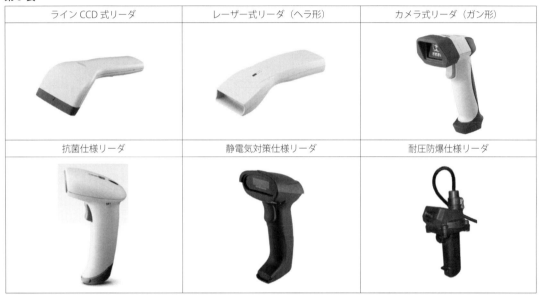

ハンディターミナルの基礎知識

　ハンディターミナルは、バッテリーを搭載し単独で利用する事が可能なので、どこに居ても使用する事ができ、広い作業エリアや外回りの業務などで広く利用されている。また、無線タイプや、最近では携帯電話と同様に公衆回線を利用して遠隔からでもデータをリアルタイムに送受信できる端末も増えている。

　ハンディターミナルはパソコンと同様で、必要とするプログラムをインストールしなければ業務で何も利用する事はできない。必要とする業務アプリケーションを開発するか、パッケージソフトを購入する必要がある。無線タイプであれば、ハンディターミナル内にプログラムを用意しなくても、インターネット経由でWebアプリケーション（クラウド）システムを構築する事も可能である。

　利用される主なシーンとしては、
① 倉庫や店舗での入出荷検品作業
② 倉庫や店舗での棚卸し、発注作業

③生産ラインでの作業指示端末

④運送業者のドライバー端末

⑤電気、ガスなどの検針業務

⑥設備やセキュリティでの点検業務

などで、業界問わず利用されている。

(1)形状について

　ハンディターミナルは、PDA（携帯情報端末）タイプとグリップタイプに分けられ、PDAタイプは大きめの液晶画面が特徴で、多くの情報表示を必要とする製造現場での作業管理や店舗の発注業務、検針業務などで主に利用されている。逆に、グリップタイプは情報量よりも、短時間で大量のバーコードの読み取りを優先する業務で採用されており、入出荷の検品作業やドライバー端末などで利用されている。

(2)インターフェース

　ハンディターミナルは、USB、LAN、無線LAN、公衆回線、Bluetoothなど様々なインターフェースを搭載した機種があり、運用に合わせて機種の選定が必要である。

　インターフェースの選択の基準は、バッチ方式かリアルタイム方式で運用するかで決まる。

　バッチ方式とは、ハンディターミナル単独で一連の作業を行い、作業終了後にパソコンなどの上位ホストに接続されたクレードル（置台）に装着して実績を転送する方式で、USBやLANなどの有線インターフェースを選択する。

　デメリットとしては、実績データの整合性チェックは上位ホストに転送した後でなければミスを確認できない。

　リアルタイム方式とは、ハンディターミナルは常に上位ホストとワイヤレスで通信接続された状態で作業を行い、作業指示や実績収集のデータは上位ホストとリアルタイムにやり取りが行える。さらに、入力データのミスや、突然の作業指示の変更などもリアルタイムに現場で作業する担当者へ知らせる事が可能となるので、作業ミスを減少させ作業効率も大幅に向上するので、産業系ではリアルタイム方式が主流となっている。

　インターフェースとしては、無線LAN（WiFi）や公衆回線（携帯電話のデータ通信用SIMカード）を選択する。尚、公衆回線を選択する場合は、データの通信量によって毎月の使用料が必要となる。

(3)OS

　ハンディターミナルは単独での動作を可能にするため「OS（オペレーティングシステム）」が搭載されている。

　近年搭載されているOSの種類を第6表に記す。

第6表　OSの種類

OS 名称	概要
WindowsCE 系	モバイル端末用に構成された、マイクロソフト社製の WindowsOS。CE は産業用にパーソナル的な機能を除いて軽量化された OS。Mobile はパーソナル的な機能を重点に軽量化された OS。Embedded はパソコンで利用している Windows に一番近い構成で、プログラムの開発がしやすい。
WindowsMobile 系	
WindowsEmbedded 系	また、将来機種を切り替えても、同じ Windows 系ならば、現在開発したプログラムの流用が容易なのはメリット。
Android	OS を利用する為のライセンス料が無償なので、スマートフォンで多く採用されている OS。コンシューマ向けのアプリやゲームの開発プログラマは非常に多いが、業務用のアプリを開発するプログラマはまだまだ少なく、オリジナルで開発を依頼すると開発コストが割高になるケースがある。
Liunx	LinuxOS も利用する為のライセンス料が無償なので注目はされたが、ハンディターミナルで採用されるケースは少なく、主に装置などの組込み系で利用されている OS。
独自 OS	ハンディターミナルメーカーが独自で採用している OS で、自社の機器に最適かつ低コストの OS を選定しているため、運用時間長く、製品価格が抑えられているのが特徴。独自 OS の為、開発環境を整備するコストが高く、プログラムの開発を依頼する先も限定されてしまう。開発したプログラムは、同一メーカーのハンディでしか流用できないデメリットがある。

第7表　ハンディターミナル製品の一例

独自 OS (BHT-800)	PDA 型 (TBR-6021)	グリップ型 (PM251)

● 固定式リーダの基礎知識

　固定式リーダは主に製造ラインや仕分ラインに据付けられて、ライン上に流れてくる部品や荷物に貼付されている、バーコードが印刷された伝票やラベルのバーコードを読み取り、装置や仕分けソーターラインにバーコード情報を転送して、人を介さずに自動で現場のラインが処理するシステムで活用されている。

　現在の膨大な生産量や物流量を処理する為には、固定式リーダが存在しなければ実現できなかったであろう。また、年々厳しくなる低価格化を実現するためにも、コストの高い"人"の介在する作業を極力なくし、高品質かつ低コストの産業競争には必須のアイテムとなっている。

　固定式リーダは用途別に、自動化ライン用、装置組込み用、ハンズフリー（卓上）用に分類できる。

　利用される主なシーンとしては、
①生産ラインの自動化システム
②生産ラインでのトレーサビリティシステム
③物流センターでの自動仕分けシステム

④血液分析機への組込みで検体情報の識別

⑤駐車場やスタンドでの自動精算機への組込み

⑥空港などの自動チェックインゲートへの組込み

⑦ハンズフリーでバーコードを読ませたい業務

などで、業界問わず利用されている。

(1)形状について

　自動化ライン用の固定式リーダは幅広い業種で活用されており、その対象物により固定式リーダの形状も様々なタイプが存在する。

第8表　固定式リーダの種類

読取方式	用途	仕様比較
ライン CCD 方式	装置への組込み	①超小型～小型　②低速 ③狭い　④接近　⑤安価
レーザー方式		①超小型～小型　②高速 ③広い　④近い　⑤～ミドル
	物流ラインでの自動化	①中型～大型 ②高速～超高速　③広い ④～遠い　⑤～ミドル
カメラ方式	製造ラインでの自動化	①小型～中型　②低速～高速 ③狭い　④近い　⑤ミドル～
	検品・監査業務 セキュリティゲートへ組込み	①小型～中型　②低速～高速 ③狭い　④近い　⑤安価
リニアカメラ方式	物流ラインでの自動化	①中型～大型　②超高速　③広い ④遠い　⑤高価

①本体の大きさ、②読取速度、③読取り幅、④読取距離、⑤価格帯

(2)インターフェース

　固定式リーダは第8表の通り、特定用途に向けて製品化されている特色が強く、インターフェースも用途別に用意されている。

　組込み用の固定式リーダは、接続する装置と1対1で接続される事が多く、極力コンパクトな筐体を目的して設計されるため、RS-232CかUSBのインターフェースのみとなる。

　自動化ライン用の固定式リーダは、バーコードを読み取るだけでなく、コンベアのセンサーや製造設備との連携、ラインに設置された複数台の固定式リーダとの接続など様々なインターフェースが要求される。固定式リーダの様々なインターフェースを第9表に記す。

第9表　固定式リーダの様々なインターフェース

名称	概要
RS-232C	一般的なシリアル通信インターフェース
USB	一般的な USB のインターフェース
LAN	一般的な LAN のインターフェース
Digital I/O	ON/OFF の電気信号を入出力インターフェース 例）コンベアの通過センサーや製造設備などから出力される電気信号を受け付けたらバーコードの読み取りを開始する。また、読み取りが失敗した時には NG ラインに電気信号を出力して、異常のパトライトを表示したり、ラインを停止したりする。
RS-422	RS-232C の規格では最長 15m までの延長となっており、通信ケーブルの距離を 15m 以上に延長したい時に使用する。最長 1.2km。
RS-485	通信距離は RS-422 と同様だが、同じ通信ケーブル上に複数の固定式リーダを接続したい場合に使用する。

第 10 表　固定式リーダ製品の一例

組込み用ライン CCD リーダ (FM480)	組込み用エリアイメージャー式リーダ (TFIR-31DM)	物流向け自動化ライン用 レーザ式リーダ (TLMS-5500RV)
製造向け自動化ライン用 エリアイメージャー式リーダ (TFIR-31LAN)	ハンズフリー用リーダ (TFIR-36)	セキュリティゲート用 組込み用リーダ (TFIR-33N)

データコレクタの基礎知識

データコレクタはバーコードリーダのカテゴリの中では比較的新しい分野で、ハンドヘルドスキャナとハンディターミナルの中間的な位置付けとなる。

データコレクタは、ハンディターミナルと同様にバッテリーを搭載しているが、単独での利用を目的としていない。

主な用途としてバーコードリーダが付いていないパソコンやタブレット、スマートフォンなどとBluetoothで接続して、ワイヤレスのバーコードリーダとして利用する事を目的としてる。

もちろん、ほとんどのタブレットやスマートフォンの背面にはカメラが備わっており、JANコードやQRコードは読み取れるようになってはいるが、正確性とスピードが求められる業務で利用される事を想定して作られてはおらず、バーコードを読み取るために設計されたバーコードリーダとでは業務効率に雲泥の差が生まれてしまう。

そこで最近では、読み取りに特化して小型軽量、安価に設計されたデータコレクタの利用が急速に広がっている。

利用される主なシーンとしては、

①薬局やスーパーのバックヤードでの発注端末との連携

②医療機関での3点照合端末との連携

③設備やセキュリティでの点検端末との連携

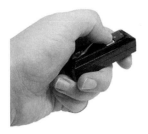

写真1

④運送業者のドライバー端末との連携
⑤電気、ガスなどの検針業務との連携
などで、利便性のあるタブレットやスマートフォンなどと連携して利用されている。

(1)形状について

　データコレクタは、他のインテリジェント端末との連携を目的としているので、どの製品も小型軽量となっている。

　ただし小型の中でも、読んだデータを送信するだけの単機能端末から、読み取ったデータを簡単に確認できる液晶が付いたものや、メニューの選択程度の操作を可能にした機能キーが搭載されたものなど、バラエティーが増えてきている。

　データコレクタは、"小型軽量"、"単機能"、"安価"がメリットなので、業務に合わせて様々な機能を要求する場合にはハンディターミナルを選択する事が望ましい。

　さらに近年では、"データコレクタでは少し機能が足りない"、"ハンディターミナルでは余分な機能が多く高価である"などの理由で採用を見合わせているユーザーに向けて、『インテリジェントな、データコレクタ』と言う、新たなカテゴリに属する製品が注目されている。

(2)インターフェース

　データコレクタのインターフェースは、USBかBluetoothがメインとなっている。

　データコレクタのUSBインターフェースは、データ通信だけでなく、USBから供給される電力（USBバスパワー）でも本体の充電が可能になっており、どこでも充電できるのは便利である。

第11表　データコレクタ製品の一例

データコレクタ (SX1661)	表示付データコレクタ (MS916)	インテリジェント データコレクタ (MID-100)

最新の機種では、携帯電話のSIMカードが直接装着でき、外出先からでも単独でデータ通信が可能なタイプも発表されている（毎月の回線使用料が別途必要）。

● ジャケット型リーダの基礎知識

ジャケット型リーダは、スマートフォンのジャケットがバーコードリーダになっており、スマートフォンに直接装着するバーコードリーダである。

前章で紹介したデータコレクタで利用される業務と目的はほぼ同様であり、分離型で利用するか、一体型で利用するかの違いで選択する事となる。

(1)形状について

ジャケット型リーダは、単一の機種として一番多く市場に出回っているiPhoneやiPodに装着できるタイプが多く製品化されている。

各社ともスマートフォンの携帯性を少しでも損なわないように設計されており、ジャケット型リーダの見た目は大きく変わらない。

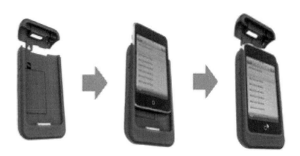

第2図　ジャケット型リーダへの装着イメージ

(2)インターフェース

ジャケット型リーダの販売当初は、BluetoothでiPhoneと通信するタイプであったが、Bluetoothタイプは常に無線を接続した状態で運用しなければならないので、iPhoneのバッテリーでは十分な運用時間が確保できないため、最近の機器はLightningコネクタで接続するタイプが主流となっている。

第12表　ジャケット型リーダ製品の一例

ScanJacet （KDC社製）	SL42 （Honeywell社製）	ASX-510R （AsReader社製）

LightningコネクタはiPhoneと通信するだけでなく、ジャケット型リーダが搭載する大型のバッテリーからの電源供給も可能なのでさらに長い運用を実現している。
　運用者にとっては大きすぎて重いため、長時間の運用には不向きというデメリットがある。

● JANコードからGS1データバーのデータ変換

　2015年7月より医療用医薬品におけるすべての調剤包装単位および販売包装単位には新バーコードによる表示が行われる事となり、今まで併記されていたJANコード（商品コード）が表示されなくなった（第3図）。

　本書が発刊する時には既に施行されてから2年が経過しているので、医薬品の販売包装単位には新バーコード（GS1データバー）の表示のみに切替っているはずなので、JAN商品コードからGS1データバーへの切換えによる問題はほぼ解決しているであろう。

　まだ、実際の現場でJAN商品コードの混在でシステムへの入力に困っている場合には、システムの変更なく自動変換する機能を搭載したバーコードリーダも存在する。

(1)自動変換バーコードリーダの紹介

　新バーコード表示の切換えに対応するためには、既存システムの改造が必要となってくる。

　システムの改造となると、高価な改造費用や開発に要する期間が必要となるため、すぐにはシステム改造が実施できない現場もあるのではないだろうか。

　表示切換えにより業務の混乱を回避するために、既存システムの改造を一切行わなくても、バーコードリーダを入れ替えるだけで対応できる商品が用意されているので紹介する。

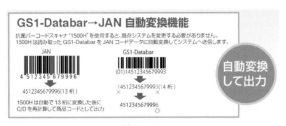

第 3 図

第 13 表　GS1 ⇒ JAN 自動変換バーコードリーダ製品

レーザー式自動変換リーダ (SX1500H 抗菌仕様)	エリアイメージャー式自動変換リーダ (Xenon1900)

● 印字品質の担保と印字内容のトラブル対策

1. 印字品質を担保するには

　製薬業界では特にパッケージの印字品質については製品と同等レベルで重要な要素である。

　製品が流通して病院で三点照合や処方監査業務などで印字品質が悪くて『バーコードが読めない。』などと言う事態が発生すると非常に大きな問題となる。

　場合によっては、該当製品の特定ロットを全品回収などと言う事態に発展する事もある。

　このような問題を事前に回避するために、製薬メーカーでは『バーコード検証器』にて印字品質を確認している。

　国際基準で定められた品質グレード「C」以上であれば市場に流通して読み取りトラブルになる事はまずないであろう。

　尚、印字品質を検証する時には、実際の医薬品やパッケージの現物に印字された状態で検証する事が望ましい。

　概要は前編「バーコード編」の「1.バーコードの基礎知識」を参照されたい。

2. 印字内容のトラブル対策

　医療用医薬品におけるバーコードのガイドラインは、厚生労働省の通達により、日本医薬品連合会が発表した『医療用医薬品における新バーコード表示』に基づいてGS1バーコードの利用が医療用医薬品を取り扱うサプライヤー全体の共通ルールとして進んでいる。

　これは、印字されたバーコードが市場でトラブルなく業界全体で共通して利用する事により医療過誤を減少させることを目的としている。

　先に説明した印字品質に関しては、各製薬会社にて適切な基準を設けるように記載されているが、品質グレードは「C」が推奨されている。さらに各社のシステムで共通してデータが使用できるように印字内容（データ）にも厳格なルールが定められている。

　概要は前編「バーコード編」の「8.GS1の基礎知識」を参照されたい。

　商品コード一つをとっても、利用できるバーコードの種類、梱包形態を示す記号、誤読を防止するためのチェックディジットの再計算方法などがルール化されている。

　さらに、GS1合成シンボルやGS1-128となると、有効期限や製造番号又は製造記号の付加情報が表現できるため、データの種類を示すAI（アプリケーション識別子）や日付の印字フォーマット、ロット番号で表現できる文字種、最大桁数など、第三者のシステムでも業界全体で共通でデータを活用できるルールが厳格に定められている。

　この印字内容に対するルールの理解不足や認識違いによって、見た目はGS1のバーコードが印字されているが、運用で読み取るとデータ内容が違っているためにシステムに入力できないトラブルが発生している。

　製薬メーカーではこの様なトラブルを未然に防止するために、印字品質と同様に、GS1バーコードのデータ内容が正しく印字されているかをシステム的にチェックする仕組みを導入している。

39

システム的にチェックする事によって認識度の違いやポカミスによるトラブルが防止でき、誰が作業しても正しいデータ内容である事がチェックできる現場を構築している。

第14表

バーコード検証器 (LVS9510-5)	GS1バーコードチェックシステム (GS1チェッカー)

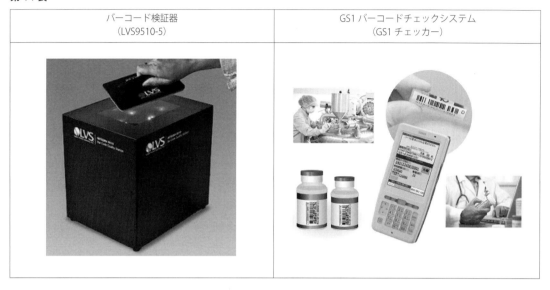

筆者紹介

村岡　聡
㈱マーストーケンソリューション
営業企画室

薬局における GS1 データバー活用事例

芳賀赤十字病院
中里 浩規

● 抗癌剤混注鑑査でのGS1データバー活用事例

1. はじめに

　厚生労働省医薬食品局は、平成18年（2006年）に医療用医薬品へのバーコード表示実施に関する通知を行い、医薬品に使用単位毎のGS1データバーを表示していくことになった。実際の表示開始は2008年9月より技術的に表示が容易であった注射剤からはじまり、2015年7月に、内服・外用剤への表示に至った。この利用状況だが、昨年の赤十字病院を対象に行われたアンケート調査[1]では、GS1データバー利用施設はまだ少ないが薬剤管理や医療安全対策で幅広く使われ始めているという結果となった（第1図）。中でも危険性が高く、高額医薬品である抗癌剤への活用は多くの医療機関で導入検討がなされている。

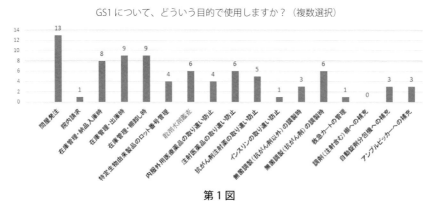

第1図
（出典：2014年9月8日 日赤薬剤師会 医薬情報委員会アンケート調査 対象88施設）

2. 抗癌剤混注鑑査システム概要

　芳賀赤十字病院（以降、当院）も含め電子カルテを導入している多くの施設では患者に注射を投与する際、施用者・患者・注射オーダーを照合させる3点チェックを行っている（写真1）。しかしながらこの3点チェックは、患者と注射オーダーの照合はできるが、混ざっている医薬品の種類や数量などの確認はできない。混注する時、間違えてしまうと、患者に投与する前にミスを発見することは困難であり、混注ミスが重大な医療事故につながる恐れがある。そのためGS1データバーを利用し、混注作業時のミスを防ぐシステムの開発がおこなわれ、2010年より化学療法（抗癌剤）の混注作業に導入した。

　化学療法（抗癌剤）の混注は、注射処方箋のプロトコールを行った後、医薬品を取り集め、調剤者の暴露を防ぐために安全キャビネット内で混合する。誤った医薬品を混合しないよう、

安全キャビネット内には混ぜ合わせる医薬品以外は持ち込まないことになっている。抗癌剤混注鑑査システムは、安全キャビネットに持ち込む薬品のGS1データバーを読み取り、混ぜ合わせる薬品の種類と数量を鑑査する。システム導入前はこのチェックを二人体制で行っていたが（写真2）、システム導入で混注作業を一人で完了できるようになった。

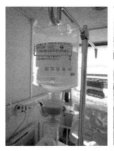
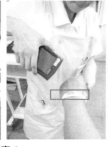
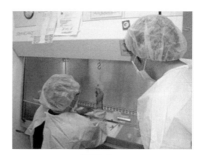

写真1　　　　　　　　　　　　写真2

(1)操作手順

手順①：鑑査プログラムを立ち上げ、ログイン番号を入力しログインすると鑑査画面が表示される。

手順②：点滴ラベルを読み取り（写真3）、混合データを取り込む。

手順③：混合する注射のGS1データバーを読みとり、安全キャビネット内に入れる（写真4）。医薬品の取り違いがあった場合、エラー表示と音で知らせる。

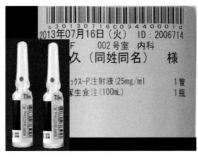

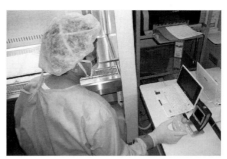
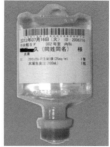

写真3　　　　　　　　　写真4　　　　　　　　　写真5

手順④：混合するすべての医薬品を読み取った後、鑑査に問題がなかった場合は「OK」と表示され、混ぜ合わせる量がml単位に換算されて表示される。

手順⑤：鑑査した注射薬を混注し、混ぜた医薬品の量をシステムに入力する。混合作業が終了すると作業記録が印刷される。

手順⑥：混ぜ合わせた注射に点滴シールを貼り（写真5）、薬剤師による最終鑑査後に患者のもとに送られる。

3. 導入において知っておきたいポイント

　混注作業は、医薬品被爆や微生物混入防止の観点から混合薬品と注射シリンジ以外のものに触れたくない。また混合作業者は、ゴム手袋を2重にして作業を行うことが多く（写真6）、手先を動かしづらいため、バーコードリーダーを手にとって読み取るハンディタイプではなく、医薬品をかざして読み取る、固定式バーコードリーダーを採用した。開発導入初期の頃は（2008～2010年）、かざすだけでストレスなく読み取れる低価格のものが見つからなかった為、読み取りにコツが必要だった。現在はバーコードリーダーの改良が進み、低価格でもスムーズな読み取りが可能な機種がでてきたためバーコードリーダーを変更している（写真7）（機種：Honeywell Genesis 7580g）。

　また、埃がたまりやすい配線を少なくするため無線LANでのデータのやり取りを行うことにしたが、他部署への影響やセキュリティの問題を考えて通信出力を抑え、電波が広範囲に及ばないようにした。

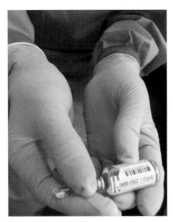
写真6

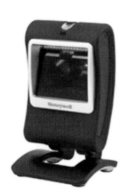
7580g Genesis
写真7

4. 今後の展望

　抗癌剤混注は一般の注射剤混注より混注件数が少ない。また多少手間がかかっても安全性を重視することからGS1データバー活用システムの最も導入しやすい業務といえる。当院のシステムも今後の改良点として、CCDカメラ方式のリーダーを利用して、混合した薬品の残薬量などを画像として残すようなことも検討している。

参考利用環境
　芳賀赤十字病院　抗癌剤混注件数：132件/月

● 注射セット鑑査でのGS1データバー活用事例

1. はじめに
　当院でGS1データバーを利用するようになった最初の薬剤業務は、注射セット鑑査である。
　2008年9月より出荷される全注射薬にGS1データバーが表示されるようになり、当院の使用する注射薬の9割以上にバーコード表示がされた同年12月から運用を始めた。当時は様々な課題もあったが、現在に至るまでにシステムの改良やインフラの整備がおこなわれ、完成度の高い活用となっている。

2. 注射セット鑑査システム概要
　注射の緊急使用等を除けば、一般的に患者に投与される注射薬は、内服薬と同様に、医師が注射箋で指示をだす。その指示をもとに薬局で医薬品のピッキングが行われ、患者ごとに使用される1日分を用意し、医薬品の種類及び数量が間違っていないか薬剤師により鑑査が行われる。注射セット鑑査システムは（第2図）、このピッキングされた注射薬を病棟搬送用カゴに移し替える際GS1データバーをひとつひとつ読み取り、処方データと照合させ種類と数量を鑑査する。この時の読み取り操作は記録され、インシデント等の解析に利用できる。鑑査が終了した注射薬セットは、混ぜ合わせ（混注）が行われ患者に投与される。

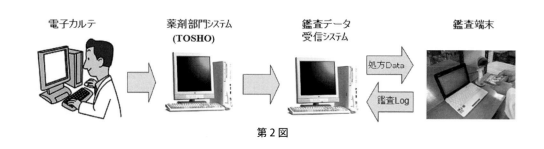

第2図

(1)操作手順
手順①：ログイン番号を入力しログインすると鑑査画面が表示される（第3図）。
手順②：注射オーダー番号を読み取り、注射処方データを取り込む（第4図）。
手順③：取り集められた注射のGS1データバーを読みとり搬送用のカゴに移し替える。薬品の取り違いがあった場合エラー表示と音で知らせる。
手順④：すべての薬品を読み取った後、終了コードを読み込む。読み込まれた薬品の数量と処方数量が違う場合はエラー表示と音で知らせる。鑑査に問題がなかった場合は「OK」と表示された後、次のオーダー鑑査画面に切り替わる（第5図）。

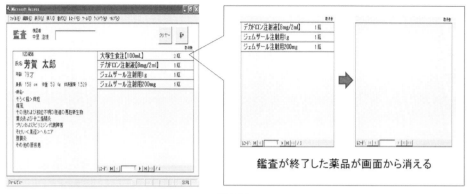

第3図

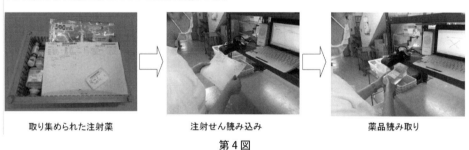

第4図

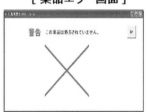 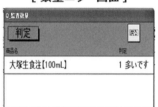 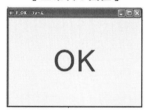

第5図

3. 導入における知っておきたいポイント

　注射セットの鑑査件数は多いため、システム導入には医療安全向上の面だけでなく効率の面も考慮しなければならない。バーコードの読み取りを良くすることはシステムの効率向上につながるが、スムーズなバーコード読み取りを可能にするためには表示自体を読み取り易くすることと、バーコードリーダーの性能を向上させことが必要である。

　注射剤のバーコード表示は、当初問題のある表示も多かったが、医療現場の声などに製薬メーカーも対応して現在では一部の輸液を除きほとんどの製品は改善されている。またバーコードリーダーの読み取り性能も日々向上しており、多少問題のあるバーコード表示でも読み取りを可能にしている。

しかしながらバーコード読み取りが速くなってきたといえ、ひとつひとつ薬品のバーコードを読み取る注射セット鑑査システムは、目視による従来の鑑査より時間がかかるのではないかと懸念される。
　本システムを利用しての鑑査スピードは鑑査条件を整えて行った値で、平均74.8人/時間であったが、いろいろな業務を平行して行っている実際の現場では、このスピードより若干遅い。これは目視の鑑査より早いとは言えない。ただし目視のみの鑑査の場合、鑑査された薬品を別な薬剤師により再度鑑査を行う二次鑑査を行っていた。バーコード鑑査導入後は、鑑査精度が向上したため、二次鑑査を廃止することにより注射セットトータル作業時間が5％ほど短縮した（第6図）[2]。

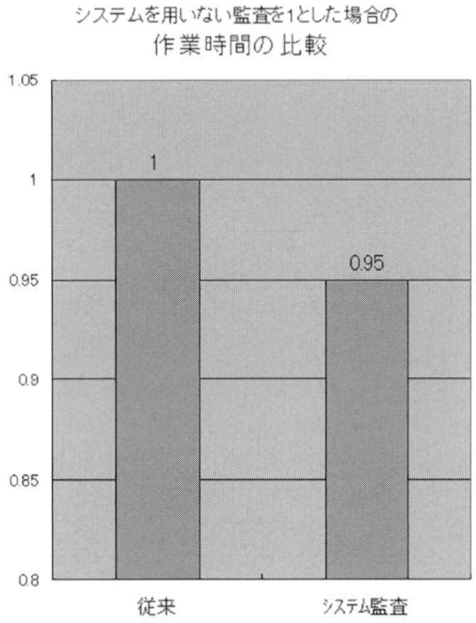

第6図　システムを用いない監査を1とした場合の作業時間の比較

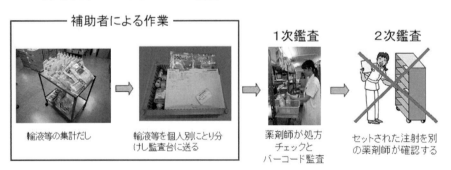

第7図　専門分野への業務シフト

また、注射薬の取り集め、取り分けの作業を薬剤師から補助員が行うようにし（第7図）、薬剤師は最終鑑査だけを行う運用にして注射セット業務に携わる薬剤師を他の業務に振り分けることができた。

　システム導入においては、今までの業務運用を見直し、GS1データバー活用のメリットを引き出すことが重要である。

4. 今後の展望

　当院の注射セット形式では、本稿で紹介した固定読み取り型のバーコードリーダーを用いたレジ方式のようなシステムがあっていると考えられる。しかし、注射セットの形式は薬局の面積や設備などによって各施設さまざまであり、運用にあわせて読み取り形式を選ぶことが必要である。今後、当院でもアンプルピッカーのセット形式を変更した場合は、携帯型ハンディタイプのバーコードリーダーの導入も検討している。

参考利用環境

　1日当たりの注射処方箋枚数：注射（721施行）

　使用しているバーコード リーダー：Zebex 3060、Honeywell Genesis 7580g

● 救急カート薬品管理でのGS1データバー活用事例

1. はじめに
　病院内では点滴ラベル、検査の採血管に貼るシール、医療材料の管理カード等、多くの業務でホスピタルマーキング（病院独自で印字したバーコード）のバーコードを利用している。むしろ、ソースマーキング（製造元で印字したバーコード）のバーコードを使用しているケースの方が少ない。これは、病院では患者・部署・小分けにした数量等のソースマーキングされていない情報の取り扱いが多いからである。本稿では、ホスピタルマーキングのバーコード作成にGS1データバーを補助利用している事例として、救急カート管理システムを報告する。

2. 救急カート管理システム概要
　緊急時に使用する救急カート（写真8）は、日ごろの整備点検が重要であり、救急カート薬品の薬剤部管理が強く求められている。しかしながら逼迫した状況の中で使われた医薬品の把握や、施設内に数多くある救急カート内のすべての医薬品の使用期限のチェックすることは容易ではない。当院では、2008年に救急カート運用の見直しがされ、難しかった救急カート管理にバーコードを用いることになった。
　当院のすべての救急カート薬品には、院内で発行したバーコード入り管理シール（写真9）が貼られている。この管理シールによって、救急カート内の医薬品名、数量、使用期限、などを薬局内のコンピュータで把握できるようになっている。患者の急変などで救急カート内の薬品を使用するときは、このシールを薬品からはがしてから使用し、救急処置が終わった後にシールを薬局に送り薬品請求する（第8図）。
　薬局では送られてきた管理シールをもとに、薬品が取り集められる。集めた薬品のGS1データバーと使用された薬品の管理シールを照合させると、新しい管理シールが発行される運用のため薬品取り集め違いや管理シールの貼り違いが防止できる（第9図）。

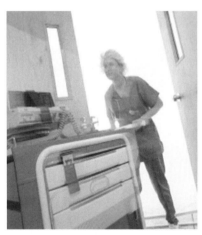

写真8

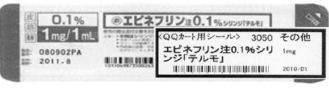

写真9

《薬品使用時の流れ》

①救急カートから使用する薬剤を取り出す。 → ②薬品からシールをはがす。 → ③薬品請求用紙に使用した薬品のシールを貼り、薬剤部に請求。

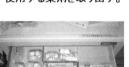 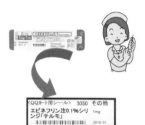 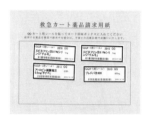

第8図　薬品使用時の流れ

《薬品出庫時の流れ》

①薬剤部で使用済シールのバーコードと出庫する薬品の新バーコードを照合させる。 → ②出庫する薬品の使用期限を入力すると新しいシールが発行される。 → ③出庫する薬品にシールを貼る。 → ④新しいシールを貼った薬品を救急カートに補充。

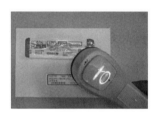 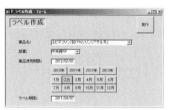 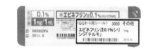

第9図　薬品出庫時の流れ

3．導入における知っておきたいポイント

　本システムは「商品コード」「有効期限」「シール番号（シリアル番号）」に救急カートの所在を関連付けさせ管理している。GS1データバーは「商品コード」「有効期限」「製造番号」の表示が可能であるため、表示されていればこれらの情報を、バーコード読み取りで自動入力が可能である。

　しかし、調剤包装単位でこの三つを必須表示としているのは、特定生物由来製品のみである。大半を占める内用薬や注射薬、外用薬については「商品コード」のみが必須表示で、可変情報は任意表示となっているため、表示率は平成２７年９月時点で注射剤５．０％、内用薬・外用薬ではほとんど表示されていない[3]（第1表）。また、メーカー側のコスト負担の問題などもあり、任意の表示率は年々低下している状況である。このため救急カート管理システムではGS1データバーの「商品コード」だけを利用し、有効期限は手入力している。

第1表　製造販売業者による調剤包装単位の新バーコード表示率

(単位：%)

医療用医薬品の種類	商品コード			有効期限			製造番号又は製造記号		
	H25	H26	H27	H25	H26	H27	H25	H26	H27
特定生物由来製品	100.0	100.0	100.0	100.0	100.0	100.0	100.0	100.0	100.0
生物由来製品	99.8	100.0	100.0	19.4	22.9	18.5	19.4	22.9	18.5
内用薬	37.6	61.4	97.5	0.0	0.0	0.0	0.1	0.0	0.1
注射薬	100.0	100.0	100.0	10.0	5.6	5.0	10.0	5.6	5.0
外用薬	34.6	47.1	95.6	0.2	0.3	0.2	0.2	0.3	0.2

4. 今後の展望

　GS1データバーの可変情報がより多くの製品に表示されるようになるためには、医療現場で表示を望んでいるという声が必要である。そのためにも可変情報を使用した提案を考えていきたい。

【参考利用環境】

　芳賀赤十字病院、救急カート及び救急ボックス配置数：16ヶ所

内・外用剤鑑査でのGS1データバー活用事例

1. はじめに
　薬品棚にバーコードを表示し、それを薬品ピッキング時に処方と照合させるピッキング鑑査システムは古くからある。当院でもこのような鑑査システムを2002年から使用してきた。しかしこのシステムはGS1データバー読み取りに対応していなかったため、2013年の保守更新の時期にGS1データバー読み取りが可能な後継システムに入れ替えを行なった。2015年GS1データバー表示拡大で、ピッキング鑑査だけでなく調剤鑑査時にも利用できるシステムに改良し、ピッキング時・ピッキング終了時・調剤鑑査時の3つのタイミングに、GS1データバーを活用することになった（第10図）。

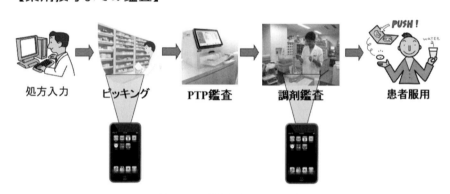

第10図　薬剤投与までの鑑査

2. 内・外用剤鑑査システム概要
＜ピッキング鑑査システム＞
　ピッキング鑑査システムとは処方箋の指示に従い薬品をピッキングする際、薬品に表示されたGS1データバーまたは薬品棚に表示したバーコードを読みとり、取得する薬品の種類を鑑査するシステムである（第10図）。取得薬品の正誤だけでなく、音声による取得数量の指示や未取得処方薬の表示がされ、薬品ピッキングがより安全で容易に行える（第11図）。またピッキング時の操作は誤った行動も含めて記録され、インシデントの解析及びトレーサビリティの確保に役立てることができる。

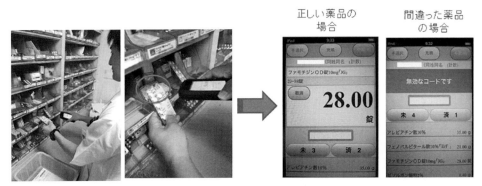

第11図　薬品ピッキング

<PTP鑑査システム>
　ピッキングで取り集められた処方薬剤を同時にチェックするシステム。集めた薬剤をトレーごと鑑査レンジに入れ、ボタンを押すだけで、処方にマッチングしなかった薬剤を知らせる。また、取り集めた薬品の画像を記録保存する。このシステムはGS1データバーによる鑑査と画像による鑑査の2つの機能を併せ持つため、バーコードを利用できないシートも鑑査可能である（第12図）。

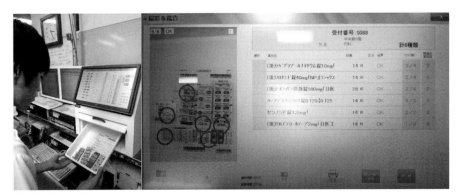

鑑査画面：正しい薬品の場合〇、違っていると×と照合した部分に表示される

第12図

<調剤鑑査システム>
　調剤鑑査システムは、処方箋の指示に従って取りそろえられた医薬品を薬袋に入れる際、医薬品と薬袋のバーコードを照合させ、医薬品の取り違いだけでなく薬袋への入れ間違いを防ぐシステムである（写真10）。
(1)操作手順
手順①：鑑査する薬剤師は名札のバーコードを読み取り、鑑査画面を立ち上げる。
手順②：薬袋のバーコードを読み取ると、薬袋に入れる医薬品一覧が表示される。
手順③：薬袋に入れる医薬品のGS1データバーを読みとる。

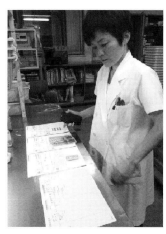
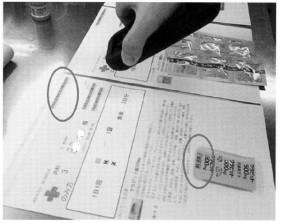

写真10

手順④：読み取った医薬品が正しければ医薬品名と薬品数量が表示された後、薬袋に入れる医薬品一覧から鑑査した医薬品名が消える。
医薬品の取り違いがあった場合、エラー表示と音で知らせる。
手順⑤：手順③・④を繰り返す。
手順⑥：薬袋に入れるすべての医薬品が鑑査終了すると、鑑査終了画面が表示される。
手順⑦：鑑査者.時間・読み取り医薬品・鑑査結果などの作業履歴がコンピュータに記録される。

3. 導入における知っておきたいポイント

　厚生労働省によるバーコード表示実施要項の一部改訂で、内用薬と外用薬について調剤包装単位のGS1データバー表示がされるようになりおよそ2年たち現在は、ほぼ100％の薬品にバーコードが表示されている。
　しかしながら、表示率が100％になっても、調剤した薬すべてをバーコード鑑査することはできない。それはPTPへのバーコード表示が1シートに1ヶ所以上の表示となっているため、PTPシートをカットして調剤した場合、バーコードを利用できないシートが出てきてしまう。そのことから、「100％バーコード鑑査できなければ意味がない」「バーコード鑑査では過誤を防げない」「内用薬と外用薬のバーコードは使えない」といった考えを持つ薬剤師もいる。だが、まったくバーコード鑑査ができない調剤のケースは2〜3％である。多くの調剤はバーコード鑑査を行うことができ、過誤を絞り込める。バーコードによる鑑査は、2重、3重と重ねられた調剤過誤の対策の一つとして安全性を高めるものである。

4. 今後の展望

　GS1データバーが整備されるに従い、より使いやすい新しいシステムが作られてきている。日赤薬剤師会が行ったアンケート調査[1]によると、多くの施設がGS1データバーを利用する情報を求めていることがわかる(第13図)。

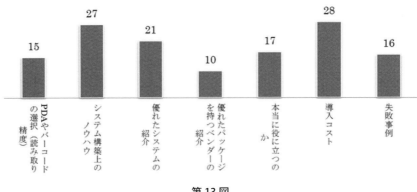

第13図

参考文献
1) 日赤薬剤師会、医薬情報委員会アンケート調査、対象88施設（2014年9月8日）
2) 関東ブロック学術大会（2009.8）「薬剤業務におけるバーコードの利用」引用
3) 厚生労働省：医療用医薬品へのGS1データバー表示の進捗状況などを把握する目的で実施した「医療用医薬品における情報化進捗状況調査」（平成25年9月末）の結果

医療機関の背景
医療機関名：芳賀赤十字病院 病床数：400床 診療科数：23科 薬剤師数：16名 病院機能：DPC対象病院、栃木県がん治療中核病院、地域医療支援病院、DMAT指定病院 ＜1日当たりの処方箋枚数＞ 　入院：内服・外用（248枚）、注射（721施行） 　外来：内服・外用（226枚、院外処方せん発行率：87.9%）、注射（71施行） ＜利用する情報システム＞ 　病院情報システム：電子カルテ（NTT） 　薬剤部門システム：注射調剤支援システム（TOSHO）、調剤支援システム（TOSHO）

筆者紹介
中里 浩規 　芳賀赤十字病院 　薬剤部 　課長

調剤薬局における GS1 コードの活用と効果

㈱クカメディカル
梶田 賢司

● ミスゼロ子開発の経緯

処方箋の発行率の高まりによる保険薬局への処方調剤集中、後発医薬品使用促進による先発医薬品から後発医薬品への変更、一般名処方の促進、度重なる医薬品名称の変更等による経過措置医薬品の増加、一包化調剤の増加など調剤が複雑化している。そのため、よく似た医薬品名の間違い、同じ医薬品での規格間違い、先発医薬品と後発医薬品の間違い等のヒューマンエラーによる別物調剤の調剤過誤が後を絶たず、薬剤師及び薬局にとって深刻な問題である。さらに、後発医薬品に対応するため調剤薬局の医薬品在庫数は増す一方であり、同効同種の医薬品が複数存在することとなっている。処方箋にもとづき（第1図上）、その在庫（第1図下）の中から手作業で一剤ずつ医薬品を取り揃えるという調剤はリスクが高いものとなっている。

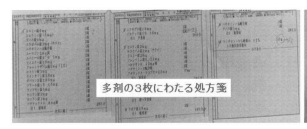
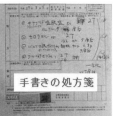

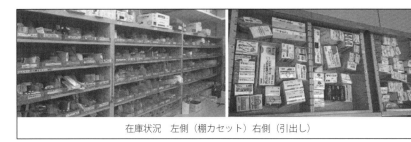

在庫状況　左側（棚カセット）右側（引出し）

第1図

保険薬局においては、厚生労働省や日本薬剤師会からの度重なる通知等で注意喚起を受け、調剤過誤防止マニュアル作成、インシデントレポート収集、調剤室の環境整備、調剤過誤防止委員会設置及び研修会の実施を行ってきた。しかしながらこれらの対応は薬剤師の注意喚起を促すにとどまっていると思われる。

2000年10月当時、調剤ミス防止対策としての有効なシステムは無く、"それならば"とクカメディカル（以降、当社）として開発を行うことにした。

調剤ミス防止システムの開発にあたり、「処方箋にもとづいた（見ながら）調剤ができる

こと」「調剤業務の流れに沿ったものであること」「実用的かつ簡便なシステムであること」「導入及びその後のメンテナンスが容易であること」「調剤現場の薬剤師の声を反映させること」などを目指し、既存のシステムであるレセプトコンピュータ（以下、レセコン）のYJコードと包装単位のJANコードを利用したシステムを考案し開発に着手した。

ミスゼロ子導入の効果

2001年8月に当社のすずらん薬局高田店にて調剤ミス防止システム「ミスゼロ子®」（商標登録460641号）（以下、ミスゼロ子）を試験導入した。結果、ミスゼロ子の導入により、調剤ミスは激減した。導入前と導入後の効果は、第2図の通りである。相乗効果として、数量間違い、脱落（調剤漏れ）の減少も表れた。また、導入による調剤時間の増加（第3図）はほとんど見られなかった。最終鑑査時に正しい医薬品がそろっているため、鑑査時間が短くなったと考えられる。

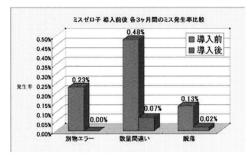

第2図　　　　　　　　　　　　　　第3図

その後、調剤履歴管理、充填ミス防止、発注・仕入・在庫棚卸の医薬品管理、体重または小児薬用量計算法を利用した服用量の安全域表示が可能な散薬監査システムを開発した。調剤薬局での問題や業務効率化をも考え、調剤業務のトータルなシステムへと進化させた。

以前、当社のすずらん薬局川西店がまとめたデータによると、医薬品棚への薬品補充ミスが、充填ミス防止機能で1.8％防止されていたことが確認された（第4図）。すなわちこの機能を使っていなければ、調剤棚に違う薬品が入っていたことになり、調剤ミスの可能性があったことになる。

2015年7月以降、調剤包装単位GS1コードがすべてに表示されたことで、薬品棚のカセットへ医薬品を補充する際に使用しているこの「充填処理」機能が、医薬品を棚に戻すなどの用途でさらに有効となった。また、薬局間では頻繁に医薬品の分譲が行われている現状があり、その受け渡し時に薬品を相互にチェックを

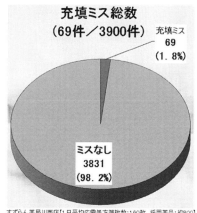

第4図

することで安全性が高まる。

　ミスゼロ子を導入することで調剤ミスの減少による効果として、薬剤師の心理的不安を解消し、薬剤師本来の業務である処方鑑査、薬歴確認と記載、疑義紹介及び服薬指導等に意識を集中できるようになったと評価されている。

◉ 新バーコードの表示とコード体系

　2006年9月15日の厚生労働省医薬食品局安全対策課より医療用医薬品へのバーコード表示の実施について（薬食安発第0915001号）が通知、いわゆる新バーコード表示の実施通知が出たことにより、関係団体や医薬品業界等がバーコードを使用しての医療安全へ取り組みを本格化する後押しを受けた形となった。

　2009年4月には、新バーコードに対応したミスゼロ子evを発売開始し体制を整えた。

　2012年6月29日に厚生労働省医政局経済課と医薬食品局安全対策課の連名で「医政経発0629第1号」「薬食安発0629第1号」が通知された。これにより2015年7月までに調剤包装単位への新バーコード表示の義務化（一部2016年7月）となった。目的として「機械的に製品を識別し、取り違えによる医療事故の防止を図る」「製造・流通から患者への使用までの流れを記録することにより、トレーサビリティを確保する」と明記された。いち早く対応をしていたミスゼロ子evは、包装JANコード、カセットに貼り付けたJANコードシール、販売包装単位GS1コードと調剤包装単位GS1コードの全てに対応しており、調剤業務をスムーズに行えている。

　2015年7月の調剤包装単位への新バーコード表示義務化は、「ミスゼロ子」にとって悲願でもあり、薬剤師にとっても朗報である。100％調剤包装単位へ新バーコードが表示され、より確実で安全な調剤を行えるようになり「ミスゼロ子」の使用方法の簡便性がより高まっている。

　さらに2015年9月に策定された「医薬品産業強化総合戦略」において、「後発医薬品の使用促進による流通量の増加を踏まえ、医療機関や保険薬局との連携による効率的な在庫管理や新規収載品目について、有効期限・製造番号などの変動情報を含んだ新バーコードの必須化などによる流通の効率化を推進する」と明記された。2016年8月30日に「医療用医薬品へのバーコード表示の実施要項」の改正通知が出され、販売包装単位への有効期限・製造番号、元梱包装単位への商品コード・有効期限・製造番号・数量の表示を2021年4月までに実施することが義務化された（第5図）。

　調剤薬局において、レセコンや電子薬歴、調剤機器をはじめ様々なシステムが多数稼働するようになってきている。そのシステムが目的別に使用しているコードを連携させ有効に運用する為には各種コードを理解することが非常に重要である。調剤薬局で使われているコードをについて説明する。

(1)薬価基準収載医薬品コード（厚労省コード）

　薬価単位に設定されている英数12桁のコード。

　薬価基準収載医薬品が対象であり、官報告示品目に限られている。

　このため、統一名収載品目（一般名で官報に収載されるもの）の一般名に対してひとつの

包装形態を3つ「**調剤包装単位・販売包装単位・元梱包装単位**」に分けて
それぞれに**商品コード・有効期限・製造番号等・数量**の表示がきめられている。

◆◆「医療用医薬品へのバーコード表示の実施要項」で定められた表示内容◆◆　　◆◆新バーコードの種類◆◆

※2016年8月30日改正通知により
販売包装単位及び元梱包装単位の任意表示事項[●部]の可変情報についても
2021年4月までに実施が義務化される。

第5図　新バーコード表示内容について

コードしか付与されず、複数の商品が存在しても同じひとつのコードとなる。

(2) 個別医薬品コード（YJコード）

　薬価基準収載医薬品コードと同様に英数12桁のコード。

　統一名収載品目の個々の商品に対して別々のコードが付与される。

　銘柄別収載品目（商品名で官報に収載されるもの）については、薬価基準収載医薬品コードと同じコード。

(3) レセプト電算処理システム用コード（レセ電算コード）

　医療機関が審査支払機関に提出するレセプトに使用。

　コードの構成は、医薬品区分を示す「6（1桁）」からはじまる9桁の番号となる。

(4) JANコード

　13桁で、前2桁は国番号、日本は「49」または「45」が割り当てられている。

　次の5桁がメーカーコードで、医薬品業界は「87」ではじまる。

　その次の5桁が商品アイテムコードで、末尾1桁がチェックデジット。

　厚生労働省通知により、2015年7月以降に出荷されるものには表示してはいけないことになり、GS1コード表示へ変更となる。

(5) GS1コード

　医薬品の取り違え事故の防止やトレーサビリティの確保を推進するために導入された新バーコード。

　表示する包装単位により、調剤包装単位コードと販売包装単位コードがある。

・販売包装単位コード（最少注文単位）

　卸売販売業者等から医療機関や薬局等に販売される包装単位（錠剤、カプセル剤であれば調剤包装単位であるPTPシートが10枚入りの箱、注射剤であれば10アンプル入りの箱など）

・調剤包装単位コード（最少包装単位）

製造販売業者が製造販売する最小の包装単位（錠剤、カプセル剤であればPTPシートやバラ包装の瓶、注射剤であればアンプルやバイアルなど）

(6)HOTコード（(財)医療情報システム開発センターにて付番、管理）

数字13桁コードで、現在汎用されているコードとの対応付けを目的として作成されたコード。薬価基準収載医薬品コード、個別医薬品コード、レセプト電算処理システム用コード、JANコードと対応している。

これらのコードの相関関係は使用目的により例（第6図）のようになる。

この粒度の違いを理解してシステムを構築し運用しなければ、システムがミスの要因にもなりかねない。

薬価基準収載医薬品コード

プレドニゾロン錠（5mg）

2456 001 F 1 01 9
① ② ③ ④ ⑤ ⑥

① 薬効分類番号(4桁)
② 投与経路及び成分(3桁)
(内服薬:001～399、注射薬:400～699、外用薬:700～999)
③ 剤型(1桁)
(内服薬 A～E:散剤、F～L:錠剤、M～P:カプセル、Q～S:液剤、TX:その他)
④ ①～③同一分類内別規格単位番号(1桁)
⑤ ④同一規格単位内銘柄番号(2桁)
⑥ チェックデジット(1桁)

個別医薬品コード（YJコード）

プレドニン錠5mg
2456001F1310

プレドニゾロン錠「タケダ」5mg
2456001F1353

プレドニゾロン錠5mg（旭化成）
2456001F1345

※ ①②③④ 9桁目まで原則同じコードとなる。

コード相関関係

一般名 薬価基準収載 医薬品コード	商品名	個別医薬品コード YJコード	レセ電算コード (1)統一名 (2)銘柄別	JANコード	GS1コード		HOT番号	規格容量
					販売包装単位	調剤包装単位		
プレドニゾロン錠(5mg) 2456001F1019	プレドニン錠5mg	2456001F1310	612450051 612450118	4987087031973	14987087031970	04987087035186	1052718070301	5mg/T PTP 10TX10
				4987087031980	14987087031987	04987087035186	1052718070302	5mg/T PTP 10TX50
				4987087002584	14987087002581	04987087037609	1052718070101	5mg/T バラ 500TX1B
	プレドニゾロン錠「タケダ」5mg	2456001F1353	612450051 620000695	4987123119597	14987123119594	04987123502245	1052718120301	5mg/T PTP 10TX10
				4987123119603	14987123119600	04987123502245	1052718120302	5mg/T PTP 10TX50
				4987123139250	14987123139257	04987123502252	1052718120101	5mg/T バラ 500TX1B
	プレドニゾロン錠5mg(旭化成)	2456001F1345	612450051 620000694	4987153136915	14987153136912	04987153138773	1052718130203	5mg/T PTP 10TX10
				4987153136922	14987153136929	04987153138773	1052718130204	5mg/T PTP 10TX50
				4987153136939	14987153136936	04987153138780	1052718130102	5mg/T バラ 500TX1B

※ この他にも銘柄(YJコード)違いの医薬品が複数存在している

第6図

調剤薬局への導入、運用方法

ミスゼロ子は、レセコンの処方入力データを受け取り、医薬品の箱についているJANコードや販売包装単位GS 1コード、医薬品棚カセット等に貼り付けたJANコードシール、調剤包装単位GS1コードをバーコードリーダであるハンディターミナル（以下、ハンディターミナル）でスキャンし、処方データと照合させることにより、医薬品の取り間違いを防ぐシステムである（第7図）。

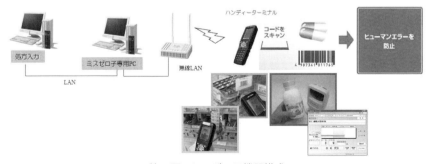

第7図　ミスゼロ子機器構成

現在、調剤薬局のレセコン処方データは、日本薬剤師会が提案する薬局向けコンピューターシステム間連携システムの「NSIPS®」（第8図）を使用している。このNSIPS®によりどのメーカーのレセコンとでも連動できるようになり、費用面も含めシステム導入が容易になっている。

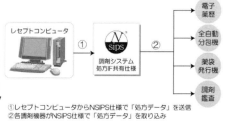

NSIPS®とは？
調剤システム処方IF共有仕様
(New Standard Interface of Pharmacy-system Specifications：NSIPS（エヌシップス）®)は、2005年（平成17年）に福岡県薬剤師会が策定した、レセプトコンピューターや調剤鑑査システム、錠剤・散薬自動分包機等の調剤システムを連動させるための共有仕様です。
　2012年（平成24年）4月からは、NSIPS®に関する著作権を福岡県薬剤師会より日本薬剤師会に移管し、全国的な導入と今後の発展に協力して取り組んでおります。

※ NSIPS（エヌシップス）は公益社団法人福岡県薬剤師会の登録商標です。

第8図

（出典：日本薬剤師会より）

　以前は、以下の2つの方法で運用していた。一つ目は処方入力がすでに完了している場合（以下、ピッキングと呼ぶ（第9図上部））。まず、患者名もしくは受付番号から処方データを呼び出す。調剤者は処方箋にもとづき、医薬品棚に貼り付けたJANコードシールや包装箱のJANコードもしくは販売包装単位GS1コード、調剤包装単位GS1コードのいずれかをハンディターミナルでスキャンし、1医薬品ごと照合をかける。処方入力を間違う可能性があるのでハンディターミナルの画面上に処方医薬品名は表示させていない。これにより処方データもチェックすることが可能である。
　処方データとスキャンしたデータ違う場合、アラート音やバイブレーションとともに、「薬

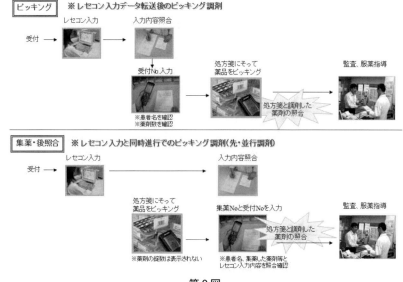

第9図

品確認」のメッセージが表示される。正しい場合は、医薬品名と、処方データの合計数量が表示される仕組みとなっている。また、ウイークリーシートをスキャンした場合、○○錠≪○○シート＋○錠≫と表示させることにより、数量間違い防止にもなる。また、スキャンしていない医薬品があればアラート音やバイブレーションとともに、「未調剤あり」のメッセージが表示され調剤もれ（脱落）が防止できる。

　二つ目は、処方入力を待たずに調剤する場合（以下、集薬・照合と呼ぶ（第9図下部））。医薬品のJANコードもしくは販売包装単位GS1コード、調剤包装単位GS1コードのいずれかをハンディターミナルでスキャンし、調剤した医薬品のデータリストを作成する。処方入力が完了すると、作成した医薬品のデータリストと処方データをまとめて、照合させる。違う医薬品がある場合、アラート音やバイブレーションとともに、「不一致医薬品」として上方に表示され、正しく調剤された医薬品は、右横に「済」と表示される。調剤されていない医薬品は右横に「未」と表示されるので、その後ピッキング画面に遷移し、未調剤の医薬品を再スキャンする仕組みである。

　調剤包装単位GS1コードがすべての医薬品のシート等に表示された現在の運用を見てみると、ピッキング方式（処方入力がすでに完了している場合）は調剤時に確実にチェックできる方法であり、現在も多くの調剤薬局で続けられている。

　将来的に考えられるのは、調剤時に処方データと照合、監査時にも処方データと照合を行う調剤者と監査者による２度照合である。この方式だと調剤も監査も実施データとして記録することが可能となる。

　さらにこの際、医薬品の数量を監査者がチェックする機能を付加することで、数量間違いのミス防止も可能である。

　集薬・後照合方式（処方入力を待たずに調剤する場合）は、調剤時にバーコードをスキャンしていく手間を考え、ハンディターミナルを使用せず医薬品を調剤した後、監査台で各医薬品の調剤包装単位GS1コードをスキャンする運用（スーパーのレジ方式）になり、置き型スキャナーの使用（第10図）が考えられた。

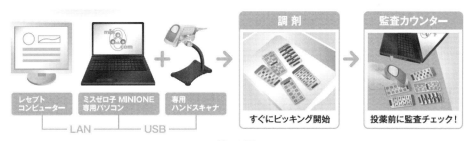

第10図

　しかし、調剤薬局の調剤室（鑑査台）は狭い場合が多く、動線の確保、機器の置き場所の確保、複数人での同時運用、充填処理等を考慮し、置き型スキャナーではなくハンディターミナルを使用して監査時にチェックを行う調剤薬局が増えてきている。

麻薬の調剤は、もっとも注意を必要とするところであるが今まで医薬品包装箱にJANコードが表示されていなかった。そのためJANコードシールを印刷し麻薬金庫内カセット等の箱に貼付し運用していた。これからは麻薬にも調剤包装単位GS1コードが表示されることとなり、非常に有効で安全性がさらに高まった。

　ミスゼロ子のオプションである在庫発注システムは、各医薬品のJANコードもしくは販売包装単位GS1コードをスキャンすることにより、仕入量を登録し医薬品数量在庫を確定する。そしてピッキング時もしくは照合時に、処方データにもとづいた医薬品数量が出庫されることにより、在庫管理をするシステムである。このほかに、実地棚卸機能、発注管理機能も付加されている。

● 今後の取り組み、予想

　調剤ミス防止システム「ミスゼロ子」が開発販売されて以来、15年以上の月日が経過し、さまざまな薬局で導入、運用されてきたが、ミスゼロ子での調剤ミス防止率はほとんど差異がなく、「第2、4図」のグラフのような結果が各薬局で実証されている。ゆえに、バーコードスキャン方式は、新バーコードを運用していく上で利便性と安全性に関して最も適していると思われる。

　調剤包装単位GS1コードのPTPシート等への表示であるが、第11図のようにさまざまな位置に表示されており、PTPシートを切り離した時にGS1コードがなかったり、途中で切れていたりするためスキャンできないことがある。そのためスキャンしたい側にGS1コードを残すよう工夫する必要が起きている。GS1コードの表示として理想は、PTPシート誤飲を防ぐように考慮され、どこで切り離してもスキャンできるよう一錠毎に表示されることが望ましい。またGS1コードの表示品位が低いものやPTPシートとGS1コードの色が読みにくいものなどが見受けられる。有効に活用するために、今後、製薬メーカーに改善を期待したいところである。

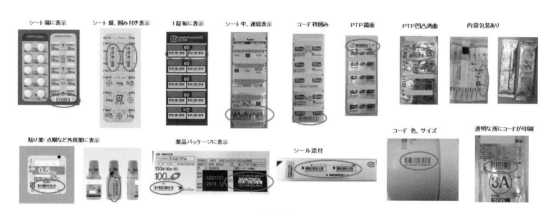

第11図

2021年4月までに実施される使用期限と製造番号まで表記の新バーコード（GS1データバー（二層型）合成シンボル）が普及し、流通記録の管理に利用されることになると思われる（現時点で生物由来の医薬品は必須）。そうなれば、過去データの検索や追跡などもより迅速かつ確実に行うことが可能となる。製品の回収、販売停止及び必要な情報提供をはじめとした安全対策上の重要な責務を適切に遂行するうえで有効な手段となり得る。

　今後も「ミスゼロ子」は進化し続け、「調剤ミス防止」を中心に、社会的にも貢献し続けていきたいものである。

参考文献

　片寄勝邦・川村典子・梶田賢司・宗本忠典・尾上慶幸・中村信也・中室克彦：「調剤トータル支援InformationTechonologyシステムの導入により調剤ミス低減化の実践」、日本薬剤師会雑誌Vol57、95 ～ 100項、pp. 487-492（掲載2005年4月）（受付2004年4月14日、受理2005年2月7日）

筆者紹介

梶田　賢司
　㈱クカメディカル
　調剤システム部
　部長

流通システム開発センターにおける取り組み

(一財)流通システム開発センター
植村 康一

● 流通システム開発センター（GS1 Japan）

(一財)流通システム開発センター（以下、当センター）は、国際的な流通標準化機関であるGS1（20頁参照）の日本における代表機関であり、国際的にはGS1 Japanと呼ばれている。当センターのGS1(旧EAN協会)への加盟は1978年であり、ヨーロッパ12ヶ国が、アメリカのUPC（GTIN-12）を元に設定した国際標準の商品識別コードGTIN-13（日本での呼称はJANコード）の管理機関としてEAN協会を立ち上げた翌年にあたる。2017年現在、GS1には112の国と地域が加盟しており、当センターは、GS1加盟メンバーとして国際流通標準化作業の一旦を担うとともに、様々な産業界に対して、GS1標準として確立した各種識別コード、バーコードなどの普及推進活動を行っている。

商品識別コード（GTIN）、企業・事業所識別コード（GLN）などのGS1識別コードの設定に必要な「GS1事業者コード」は、世界でコード重複が起こらないようにGS1加盟組織で管理されている。当センターは日本におけるGS1事業者コードの一元的登録機関である。

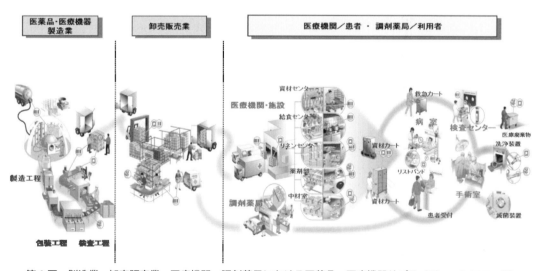

第1図　製造業・卸売販売業・医療機関・調剤薬局における医薬品・医療機器サプライチェーンフロー図

GS1事業者コードの申請および問い合わせ先

(一財)流通システム開発センター
JANコード担当 TEL：03-5414-8511
URL：http://www.dsri.jp

◎ GS1ヘルスケア

　GS1では2005年、患者安全の確保、医療事故防止に加え、偽薬流通防止やトラッキング＆トレースなどヘルスケア・サプライチェーンの効率化・安全性向上につながる国際標準の在り方を集中的に検討するため、ヘルスケア・ユーザーグループを設置した。

　同グループは、2007年、他のGS1ヘルスケア関連組織と統合してGS1ヘルスケアと改称された。

　現在、GS1ヘルスケアは、世界の医薬品・医療機器産業界、医療機関関係者に加え、米国FDA、EUヘルスケア担当部局、WHO、IMDRF（国際医療機器規制当局者会議）、各国厚生省等の行政を含む利害関係者が広く参画する世界規模の会議体に成長している。

　GS1ヘルスケアでは、関係者が一堂に会し様々な課題や先進事例などについて情報交換を行うGS1ヘルスケア国際会議を年2回の頻度で開催している。2008年には、アジア地域で初めての国際会議として、「GS1ヘルスケア東京国際会議」が開催された。その会議を契機として、日本国内における関係者の活動母体設置の機運が高まり、2009年5月にGS1ヘルスケアジャパン協議会（事務局：当センター）が設立された。

◎ GS1ヘルスケアジャパン協議会

　現在、GS1ヘルスケアには39の国と地域に下部組織があり、GS1ヘルスケアジャパン協議会はその一つである。日本の医療業界における医療安全（患者安全）、物流の効率化・高度化、医療事務の効率化、トレーサビリティの確保及び医療事故の防止を図るために、GS1ヘルスケア、行政当局、その他の標準化推進機関と連携して下記のようなテーマを実施し、医療業界の発展に貢献することを目的としている。

①医療分野における製品識別、電子商取引、その他に関する国際的な標準化の動向についての情報収集、調査及び研究。
②国際的な標準化の動向を踏まえ、我が国医療業界の安全やサプライチェーンの効率化を図る観点からの所要の方策の国際及び国内業界に対する発表、意見交換による交流。
③調査研究成果を踏まえた国内外の規制当局、標準化推進機関、業界団体との情報交換。

　現在までに、GS1ヘルスケア国際会議などを通じて、我が国の先進情報を報告するとともに、各国の規制、標準化などに関する情報収集を行い協議会内外での共有化を行ってきた。

　2014年3月には東京において、「医療機器UDI規制・医薬品トレーサビリティ進捗国際セミナー」を開催し、米国欧州の専門家、厚生労働省、規制当局、有識者、業界団体などを招いて、世界の動向、日本の取り組みについて発表、討議を行った。

　医薬品、医療機器へのバーコード表示や医療機関での利活用推進のため、種々のパンフレット、ガイドなどを作成しホームページ等で公開している。

　2017年6月時点の会員数は、医療従事者、医薬品・医療機器メーカー、卸販売業者、システムベンダーを中心に99社であり、国際標準規制研究部会、医療ソリューション研究部会、

企画・広報推進部会の3つの部会を中心に活動を行っている。

GS1ヘルスケアジャパン協議会に関する問い合わせ先
(一財)流通システム開発センター GS1ヘルスケアジャパン協議会事務局 TEL：03-5414-8535 URL：http://www.dsri.jp

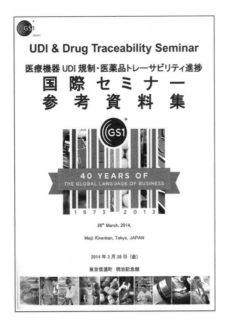

筆者紹介
植村　康一 　(一財)流通システム開発センター 　ソリューション第1部　ヘルスケア業界グループ 　グループ長 <主なる業務歴および資格> 　2012年より流通システム開発センター勤務。 　GTIN、GLNなどのGS1標準の普及活動に従事。 　博士（農学）、薬剤師

日本自動認識システム協会の医療に関する取り組み

(一社)日本自動認識システム協会
仲田 卓朗・東條 義彦

● はじめに

　今回、一般社団法人日本自動認識システム協会（以下「JAISA」）の医療用医薬品のバーコード活用への取り組みについて紹介するにあたり、まずJAISAが医療に関する自動認識技術の普及・活用について、これまでどのような活動をしてきたのかを簡単に紹介したい。

● JAISAの医療に関する活動

　1996年に端を発した生物由来の医療材料を原因とするクロイツフェルト・ヤコブ病の薬禍事件が日本各地で大きな損害賠償訴訟に発展した頃、2001年に厚生労働省が「医療材料物流システム設備整備事業」を開始した。

　これを機に、JAISAでは2002年に「医療材料バーコード委員会」を設置し、日本医療機器関係団体協議会（現、(一社)日本医療機器産業連合会）と協力して医療材料へのGS1-128表示の普及活動を行っている。その後、医療用医薬品のバーコード表示の普及と活用、医療へのバーコード以外の自動認識技術の活用を進めるべく、「医療自動認識委員会」へと名称を変え、(一財)流通システム開発センターと協力しながら、トレーサビリティやサプライチェーンの正確性、効率の向上のために自動認識技術の普及啓発活動などを続けてきた。

　2015年度からは、JAISAの組織再編に伴い同委員会は各種自動認識技術を横断的に扱うことを趣意とし「医療自動認識プロジェクト」へ改名、新たな組織として発足している。

　またJAISAはRFID機器関連における活動の一環として、RFID機器が植込み型医療機器（心臓ペースメーカ及び除細動器）などに与える影響について、対応策をまとめた「RFID機器運用ガイドライン」を制定し、随時情報の更新を行っている。

（資料URL：http://www.jaisa.jp/pdfs/160404/03.pdf）

　ガイドライン中で、植込み型医療機器装着者への明示、注意喚起を目的に、RFID機器への貼付を推奨している下記のステッカは、どこかで見かけたことのある読者もおられるので

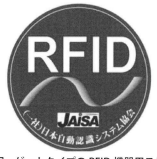
第1図　ゲートタイプのRFID機器用ステッカ

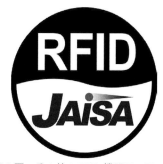
第2図　その他のRFID機器用ステッカ

はないだろうか。

　このように、自動認識技術は医療の情報化に欠かせない存在であるとともに、日常の健康生活を送る上で生活の中に溶け込んだものになっている。JAISAでは医療における自動認識技術のさらなる普及を目指し、また技術の適切な利用法を啓蒙することで、医療の最も基本的な要件である安全・安心の実現に少しでも役立つよう活動を続けていく所存であり、その一つが次に紹介する「医療自動認識プロジェクト」である。

◉ 医療自動認識プロジェクト

　本書では、2015年7月に実施された医療用医薬品の新バーコード表示への統一に関して、バーコードやバーコードリーダの基礎知識が掲載されているが、これらの記事は前述の「医療自動認識プロジェクト」のメンバーが寄稿している。このことからも、JAISAが自動認識機器ベンダーを主会員とする業界団体であり、「医療自動認識プロジェクト」には会員企業から自動認識技術のオーソリティが参加していることを分かって頂けると思う。

　この「医療自動認識プロジェクト」では、今後も医療分野での活用の可能性が広がる自動認識技術の普及促進のために活動していくが、喫緊の課題は医療用医薬品の新バーコード対応である。新バーコード移行に伴うJANコードおよびITFコードの削除や調剤包装単位でのGS1データバーの利用拡大は、市場で使われているバーコードリーダでの読み取りトラブルなどの混乱を引き起こす懸念がある。そのため、既に厚生労働省や他団体が発信されている法制度に関する情報や、単に新バーコードの規格や仕様を解説するよりも、バーコードリーダの仕様や機能、設定など、機器の選定や運用に有用な情報を発信することが必要と考え活動している。

　実際の活動をいくつか紹介すると、2014年度末には、本プロジェクトの前身である「医療自動認識委員会」で「医療用医薬品新バーコード対応リーダ一覧」という資料を作成し、JAISAウェブサイトで公開している。本資料では、参加メンバーのうちバーコードリーダ取扱い企業の数社から新バーコード読み取りに適した推奨リーダを紹介頂き、それらをタイプ別に分け、カタログ形式にまとめたものである。

　各社の、抗菌仕様、GS1データバー⇒JAN変換機能など、医療向けの機能を持たせたリーダが掲載されており、医療用医薬品のバーコード読み取りにかかわる医療関係者や調剤管理システム等の企業の方々に、使用する現場に適した最新のリーダを選定する際に利用して頂けると幸いである。また、どのバーコードがどのリーダで読めるのかを知りたい時に、バーコードの種別を見ただけで直ぐにイメージが頭に浮かぶ方ばかりではないだろう。そのような方にも分かり易いよう、バーコードの画像と対応リーダを紐付けるなどの配慮をしてあるので、興味のある方はJAISAウェブサイトをご覧頂きたい。なお、本資料は「医療自動認識プロジェクト」が引き継ぎ、随時情報の更新を行っている。

　（資料URL：http://www.jaisa.jp/pdfs/161130/01.pdf）

　さらに上記資料の作成以外にも、啓蒙活動として調剤薬局および病院薬剤師や医療関連のITソリューション・システム開発会社の方など、新バーコードの活用を検討されている方々を対象に「医療用医薬品新バーコード対応セミナー」を随時開催している。本セミナーでは、

新バーコードの基礎知識の講義と共に、バーコードリーダ取扱い企業各社による新バーコード対応リーダの紹介とデモンストレーションを行い、実際にリーダに触れて頂く機会を設けるなど、よりユーザー向けの内容なるよう配慮した。またこのようなセミナーを今後も継続して開催し、広く関係者の方々への周知を図っていく所存である。

◉ おわりに

　最後に今後の活動について触れておきたい。JAISAでは、会員企業が参加する「部会」という組織を主として活動しており、それらは「バーコード部会」のように特定の自動認識技術を対象としている。それに対し「医療自動認識プロジェクト」は"医療"という用途を対象にしたプロジェクト活動であり、これには技術の種類を問わず医療で利用される自動認識技術を拡大していくという意図が込められている。

　今後、日本は2025年問題を迎えると超高齢化社会に突入し、医療、介護に関する人的、金銭的負担が増えていくことが確実である。トレーサビリティ、医療事故の防止、効率の向上といった、これまで自動認識技術に期待されていたこと以外に、新たな技術や全く異なる活用場面が登場することも期待されている。

　広い視野で自動認識技術の利活用を研究、支援し、医療への貢献を果たすことが、ひいては会員企業のビジネスの拡大にもつながると考え、JAISAは「医療自動認識プロジェクト」をはじめとした活動を続けていく。今後を期待して頂くとともに、関係各位には引き続きご協力を賜りたい。

筆者紹介

仲田 卓朗
東條 義彦
　(一社)日本自動認識システム協会
　研究開発センター
　主任研究員

参考：厚生労働省
「医療用医薬品へのバーコード表示の実施要項」

　医薬品の取り違え事故の防止及びトレーサビリティの確保並びに医薬品の流通の効率化を推進するため、医療用医薬品へのバーコード表示（以下、新バーコード表示。）を、次のとおり実施することとする。

◉ 1.表示対象及び表示するデータ

　表示対象は医療用医薬品（体外診断用医薬品を除く。）とし、包装形態の単位及び医療用医薬品の種類に応じ、次のとおり、商品コード、有効期限、製造番号又は製造記号及び数量を表示する[※1]。

（1）調剤包装単位[※2]

医療用医薬品の種類	商品コード	有効期限	製造番号又は製造記号
特定生物由来製品	◎	◎	◎
生物由来製品（特定生物由来製品を除く。）	◎	○	○
内用薬（生物由来製品を除く。）	◎	○	○
注射薬（生物由来製品を除く。）	◎	○	○
外用薬（生物由来製品を除く。）	◎	○	○

※1：「◎」：必ず表示するもの（必須表示）
　　　「○」：必ずしも表示しなくて差し支えないもの（任意表示）
※2：調剤包装単位とは、製造販売業者が製造販売する医薬品を包装する最小の包装単位をいう。例えば、錠剤やカプセル剤であればPTPシートやバラ包装の瓶、注射剤であればアンプルやバイアルなどである。

(2)販売包装単位[※3]

医療用医薬品の種類	商品コード	有効期限	製造番号又は製造記号
特定生物由来製品	◎	◎	◎
生物由来製品（特定生物由来製品を除く。）	◎	◎	◎
内用薬（生物由来製品を除く。）	◎	◎	◎
注射薬（生物由来製品を除く。）	◎	◎	◎
外用薬（生物由来製品を除く。）	◎	◎	◎

(3)元梱包装単位[※4]

※3：販売包装単位とは、通常、卸売販売業者等から医療機関等に販売される最小の包装単位をいう。例えば、錠剤やカプセル剤であれば調剤包装単位である。PTP シートが 100 シート入りの箱、注射剤であれば 10 アンプル入りの箱などである。

※4：元梱包装単位とは、通常、製造販売業者で販売包装単位を複数梱包した包装単位をいう。例えば、販売包装単位である箱が 10 箱入った段ボール箱などである。なお、元梱包装単位とは、原則として開封されていない状態で出荷されるものであり、販売包装単位が規定数量に満たないもの及び2種以上の販売包装単位を詰め合わせたものを除く。

※5：数量は、元梱包装単位に含まれる販売包装単位の数量とする。

※6：医療用麻薬製品に係る販売包装単位及び元梱包装単位への新バーコード表示は不要とする。

※7：放射線遮へい用鉛容器に収納されている放射性医薬品に係る調剤包装単位への新バーコード表示は、放射線遮へい用鉛容器に行うこととする。

※8：製剤見本への新バーコード表示は不要とする。調剤包装単位への新バーコード表示を行う場合は、製品と同じ新バーコードを表示する。

※9：臨床試用医薬品への新バーコード表示については、調剤包装単位への表示は必要とするが、販売包装単位及び元梱包装単位への表示は不要とする。

※10：医療用ガスについては、次のとおりとする。

　①定置式超低温貯槽に納入された液体酸素及び液体窒素への新バーコード表示は不要とする。

　②可搬式超低温容器又は耐圧密封容器に充てんされた医療用ガスの新バーコード表示は、商品コードを除いて不要とする。

医療用医薬品の種類	商品コード	有効期限	製造番号又は製造記号	数量※5
特定生物由来製品	◎	◎	◎	◎
生物由来製品（特定生物由来製品を除く。）	◎	◎	◎	◎
内用薬（生物由来製品を除く。）	◎	◎	◎	◎
注射薬（生物由来製品を除く。）	◎	◎	◎	◎
外用薬（生物由来製品を除く。）	◎	◎	◎	◎

2. 商品コード

① 商品コードは、個々の医薬品の包装単位の種類ごとに付される JAN（以下、共通商品コード）の先頭に、調剤包装単位においては「0」、販売包装単位においては「1」、元梱包装単位においては「2」を付けた14桁のコードとする。

② 共通商品コードは、次のとおり付番する。

・共通商品コードは個々の医薬品の包装単位の種類※11ごとに付すこと。ただし、元梱包装にあっては販売包装と同一の共通商品コードとすること。したがって、調剤包装の共通商品コードは販売包装の共通商品コードとは別の共通商品コードとなるものであること。

・共通商品コードは販売を行う会社ごとに付番すること。ただし、医療用麻薬製品及び医療用ガスについては、製造販売を行う会社ごとに付番すること。

・過去に使用した共通商品コードは、当該共通商品コードを使用していた医薬品が販売中止されてから少なくとも 10 年経過してからでなければ、再使用してはならないこと。ただし、特定生物由来製品に使用した共通商品コードは、再使用してはならないこと。

※11：調剤包装では、10錠のPTPシートと21錠のPTPシートは別の種類として取り扱うものであること。

3. 共通商品コードの変更

共通商品コードを変更する必要がある場合又は変更してはならない場合は、次のとおりとする。

		調剤包装の 共通商品コード	販売包装の 共通商品コード
1	代替新規申請により、ブランド名は変更せず、剤形及び有効成分の含量(又は濃度等)に関する情報を付した販売名に変更した場合	×	○
2	代替新規申請により、ブランド名を変更した場合	○	○
3	有効成分以外の成分又はその分量を変更した場合	×	×
4	製剤の色、形状又は大きさを変更した場合 (原則、添付文書が改訂される場合であり、医薬品製造販売承認事項一部変更承認の場合)	○	×
5	調剤包装単位又は販売包装単位の表示内容、デザインを変更した場合	×	×
6	薬価基準において、銘柄別収載から統一名収載に移行した場合又は統一名収載から銘柄別収載へ移行した場合	×	×
7	販売を行う会社が社名を変更した場合	×	×
8	販売を行う会社を変更した場合 (合併・吸収の場合を除く。)	○	○

(注1)○:共通商品コードを変更する必要がある。
　　　×:共通商品コードを変更してはならない。
(注2)個別の事情によっては、上記の共通商品コード変更の要否に該当しないケースもありうる。
　　　例:①添加物の変更により生物由来製品であったものがそうでなくなった場合
　　　　　②製剤の色、外形、寸法、におい、味等が明らかに変更となった場合
(注3)製薬企業の社名変更などにより、製品の販売名称(屋号など)の変更を行う場合は表中の2に該当する。

4. バーコードシンボル体系

包装単位及び表示するデータに応じ、次のとおり、日本工業規格 X0509(情報技術－自動認識及びデータ取得技術－バーコードシンボル体系仕様－GS1 データバー)に規定するGS1データバー二層型、GS1データバー限定型、GS1データバー二層型合成シンボルCC-A若しくはGS1データバー限定型合成シンボルCC-A又は日本工業規格X0504(バーコードシンボル-コード 128-基本仕様)に規定するコード128を用いる。

（1）調剤包装及び販売包装

商品コードに加え製造番号又は製造記号及び有効期限を表示する場合は、GS1データバー限定型合成シンボルCC-Aを用いる。表示面積が小さい場合は、GS1 データバー二層型合成シンボルCC-Aを用いることができる。

商品コードのみ表示する場合は、GS1データバー限定型を用いる。表示面積が小さい場合は、GS1データバー二層型を用いることができる。

（2）元梱包装

コード 128 を用いる。

5．データ要素の表記順及びアプリケーション識別子

データ要素の表記順及びアプリケーション識別子は、日本工業規格 X0531（技術情報－EAN/UCCアプリケーション識別子とFACTデータ識別子、及びその管理）を踏まえ、次のとおりとする。

データ要素	表記順	アプリケーション識別子
商品コード	1	01
有効期限	2	17 又は 7003
数量	3	30
製造番号又は製造記号	4	10 又は 21

◉ 6．新バーコード表示の実施時期

① 特定生物由来製品及び生物由来製品の全ての包装単位、注射薬（生物由来製品を除く）の調剤包装単位及び販売包装単位並びに内用薬（生物由来製品を除く）及び外用薬（生物由来製品を除く。）の販売包装単位：平成20年9月（ただし、年1回しか製造していないもの等特段の事情があるものについては平成21年9月）以降に製造販売業者から出荷されるものに表示する。

② 内用薬（生物由来製品を除く）及び外用薬（生物由来製品を除く）の調剤包装単位：平成27 年7月（ただし、年1回しか製造していないもの等特段の事情があるものについては平成28 年7月）以降に製造販売業者から出荷されるものに表示する。

③ 内用薬（生物由来製品を除く）、注射薬（生物由来製品を除く）及び外用薬（生物由来製品を除く）の全ての販売包装単位及び元梱包装単位（平成28年8月30日付け医政経発0830第1号・薬生安発 0830第 1 号・薬生監麻発 0830第 1 号厚生労働省医政局経済課長並びに医薬・生活衛生局安全対策課長及び監視指導・麻薬対策課長連名通知「「医療用医薬品へのバーコード表示の実施要項」の一部改正について」により改正された部分に限る）：平成33年4月（ただし、特段の事情があるものについては平成35年4月）以降に製

造販売業者から出荷されるものに表示する。

◉ 7. その他

① 現在、販売包装単位に日本工業規格 X0507（バーコードシンボル－EAN/UPC基本仕様）により表示されているバーコード及び元梱包装単位に日本工業規格 X0502（物流商品コード用バーコードシンボル）により表示されているバーコードについては、少なくとも平成25年9月までは医療用医薬品の販売包装単位及び元梱包装単位への新バーコード表示と併記することとし、平成27年7月（ただし、年1回しか製造していないもの等特段の事情があるものについては平成28年7月）以降に製造販売業者から出荷されるものについてはこれらを表示しないこと。

② バーコードで表示される情報のうち医薬品を特定する商品コードについては、医療機関等において円滑に利用されるようその管理運用が一元的に行われることが望ましいこと。そのため、各製品の販売業者がこれら商品コードを(一財)医療情報システム開発センターに登録し、同センターが商品コードを管理し、そのデータを医療機関等に提供することとされていること。

③ 調剤包装単位の包装形態によっては直接表示では読み取りが困難なものがあるため、そのようなものに対しては、新バーコードと販売名等を印刷したシールを1枚毎に剥離できるような複層ラベルとしたものを1調剤包装単位当たり1枚以上、二次容器又は販売包装単位の容器に貼付することでも差し支えないこと。

④ PTP シート、坐剤コンテナ、点眼などのユニットドーズなどの連包状の内袋については1連に少なくとも1ヶ所の新バーコード表示を行うこと。

⑤ 内袋（PTP シート、分包シート等）への新バーコード表示に際しては、コード全体を枠囲みすることが望ましく、エンドレスデザインレイアウトの場合は必ず枠囲みすること。

⑥ 本要項の内容及び運用については、今後必要に応じて見直す場合がある。

（出典：厚生労働省「医療用医薬品へのバーコード表示の実施要項」の一部改正について）

「知っておかないと損をする!」バーコードの世界

バーコード入門テキスト

B5判　60ページ　定価：1,000円+税

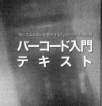

FAX 03-3944-0389
フリーコール 0120-974-250

バーコードは、流通、物流、製造、行政、医療、研究、イベント、サービス等、幅広い分野で利用されています。本書は、1次元・2次元シンボルの特長、種類などの基礎的な知識、流通バーコードの標準化やバーコードの業界標準、役割などの応用例について、また、バーコードシンボルの使用方法と作成と品質管理、そして、バーコードプリンタとバーコードリーダーの方式について、コンパクトに解説いたします。

目 次

1. はじめに
   - バーコードシンボルとは
   - バーコードシンボルの概要
   - 1次元シンボルのしくみ
2. 1次元シンボルの特長
   - 高い信頼性
   - 豊富な読取方式と高い操作性
   - 安価なメディア
   - 社会インフラ
3. 1次元シンボルの種類
   - 共通商品シンボルJAN/EAN
   - 米国共通商品シンボルUPC
   - 数字用シンボルInterleaved 2 of 5
   - 汎用シンボルCodabar(NW7)
   - 産業用シンボルCode39
   - アスキーコード用シンボルCode128/GS1-128
   - 省スペースシンボルGS1 Databar(RSS)
4. 2次元シンボルとは
   - 2次元シンボルの概要
   - 2次元シンボルの構造
   - シンボルの合成
5. 2次元シンボルの特長
   - 1KB以上の大きな情報量
   - 規格の最大情報量まで読めないマトリックスシンボル
   - 1次元シンボルの10倍から100倍の情報化密度
   - ミニチュアサイズの2次元シンボル
   - カナ、漢字からバイナリーまで対応
   - 汚れたシンボルの読み取りを可能にする誤り訂正能力
   - 誤り訂正機能の限界
   - 画像処理を高速化する切り出しマーク
6. 2次元シンボルの種類
   - マトリック型スシンボルの種類
   - マルチロー(スタック)型シンボルの種類
   - 合成型シンボルの種類
7. 流通バーコードの標準化
   - 標準化
   - 共通商品コードGTIN (JAN/UPC)
   - 物流標準シンボルITF
   - BAS1608_index.indd 1
   - 流通EDIシンボルGS1-128
   - 連続出荷コンテナコードSSCC-18
   - グローバルロケーション番号GLN
   - GS1事業者コード方式
   - GLN企業コード方式
8. 国際標準輸送ラベルISO15394/JIS-X-0515
   - 物流業者用スペース
   - 顧客用スペース
   - ライセンスプレート
9. バーコードの業界標準
   - PD(物流)ラベル
   - 32SCMラベルとSCM検品
   - 療材料標準バーコード
   - 医薬品標準バーコード
10. バーコードの役割
    - 早く正確にデータ入力
    - IDとしての利用
    - ポータブルデータベースとしての利用
    - リアル情報とバーチャル情報の融合
11. バーコードシンボルの使用方法
    - どのバーコードシンボルを使用するか
    - どんなデータをシンボル化するか
    - どのような形式にするか

日本工業出版㈱　販売課　〒113-8610東京都文京区本駒込6-3-26　TEL0120-974-250/FAX03-3944-0389
sale@nikko-pb.co.jp　http://www.nikko-pb.co.jp/

―切り取らずにこのままFAXしてください―
FAX03-3944-0389

ご氏名※				
ご住所※	〒		勤務先☐	自宅☐
勤務先		ご所属		
ＴＥＬ※		ＦＡＸ		
E-Mail	@			
申込部数	定価　1,000円＋税 x 　　　　部＋送料100円＝			円

※印は必須事項です。

A670-HD-GVU
アイニックス㈱　営業部
TEL：03-5728-7500　　FAX：03-5728-7510　　URL：http://www.ainix.co.jp/

手持型

- ■読取方式：2次元イメージャ
- ■インターフェース：USB／RS232C
- ■読取コード種別

＜一次元シンボル＞
UPC/EAN/JAN、Codabar(NW7)、Code39、Code93、Code128、GS1-128、Interleaved 2of5、Industrial 2of5、Matrix 2of5、GS1 Databar、MSI/Plessy

＜二次元シンボル＞
QR Code、Micro QR Code、GS1 QR Code、DataMatrix、GS1 DataMatrix、PDF417、Micro PDF417、Code49、Code16K、MaxiCode、AztecCode、GS1 Databar Composite

- ■寸法：(L) 97×(W) 65×(H)156mm、125g（ケーブル除く）
- ■概要

小型、軽量、低価格な高分解能2次元リーダで、夜中に患者を驚かさないようにバイブレータが装備されている。オーバーモールド成形による優れた耐久性、卓越した読取性能などの様々な機能は、生産性の向上やプロセスの合理化を実現する。防塵・防滴グレードIP41。

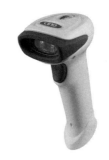

F560-GV
㈱アイエムプロジェクト　テクニカルサポート
TEL：048-299-5062　URL: http://www.improject.co.jp

手持型

- ■読取方式：1次元CCDリニアイメージャー
- ■インターフェース：USB(HID、USB COM)、RS232C、PS/2
- ■読取コード種別

Code32、Code39、Code128、GS1-128、Codabar(NW-7)、Code11、Code93、Standard & Industrial 2of5、Interleaved & Matrix 2of5、UPC-A、UPC-E、JAN13、JAN8、GS1 DataBar

- ■寸法：165×64.7×38.7mm、106g（ケーブル含まず）
- ■概要

- 医療業界向けのシンボル「GS1-128」「GS1 DataBar」の読み取りを標準でサポートしており、ホストシステムに必要なAI識別子データを部分抽出する高いデータ編集機能があります。
- 必要なデータを抽出可能なF560は開発工数や導入コストを大幅に削減することができます。
- バイブレーション機能の標準搭載で読み取り音を出さずにバイブレーションのみの運用が可能です。
- 小型、軽量でコストパフォーマンスに優れたF560は使用者が大変満足できるデバイスとなっております。

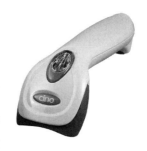

F780BT-GV
㈱アイエムプロジェクト　テクニカルサポート
TEL：048-299-5062　URL: http://www.improject.co.jp

手持型

- ■読取方式：1次元CCDリニアイメージャー
- ■インターフェース：USB(HID、USB COM)、RS232C、PS/2
- ■読取コード種別

Code32、Code39、Code128、GS1-128、Codabar(NW-7)、Code11、Code93、Standard & Industrial 2of5、Interleaved & Matrix 2of5、UPC-A、UPC-E、JAN13、JAN8、GS1 DataBar

- ■寸法：97.8×70.5×156.2mm、230g（バッテリ重量含む）
- ■概要

- 最新のBluetooth4.0の搭載で最大通信距離100mを実現しました。
- 専用設定で通信/充電クレードルにセットした際にハンズフリーモードへ自動切り替えが可能です。
- 医療業界向けのシンボル「GS1-128」「GS1 DataBar」の読み取りを標準でサポートしており、ホストシステムに必要なAI識別子データを部分抽出する高いデータ編集機能があります。
- バイブレーション機能の標準搭載で読み取り音を出さずにバイブレーションのみの運用が可能です。

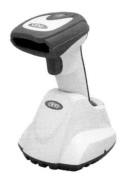

バーコードスキャナ DS4308-HC
アヴネット㈱　エンベデッド・IP&E事業エンベデッド事業本部　情報機器部
TEL：03-5792-9860　　FAX：03-5792-9702

手持型

- ■読取方式：カメラ方式
- ■インターフェース：RS-232C（TTL レベル）、USB（HID キーボード、SNAPI、CDC、IBM、OPOS）、IBM キーボード、IBM 468X/469X
- ■読取コード種別
  <一次元シンボル>
  UPC/EAN、補足付き UPC/EAN、Bookland EAN、ISSN、UCC Coupon Extended Code、Code 128、GS1-128、ISBT128、Code 39、Code 39 Full ASCII、Trioptic Code 39、Code 32、Code 93、Code 11、Matrix 2 of 5、Interleaved2 of 5、Discrete 2 of 5、Codabar、MSI、Chinese 2 of 5、GS1 DataBar、Korean 3 of 5、ISBT Concat
  <二次元シンボル>
  PDF417、MicroPDF417、Composite Codes、TLC-39、Data Matrix、Maxicode、QR Code、MicroQR、Aztec、Han Xin
  <ポスタルコード>
  US Postnet、US Planet、UK Postal、Japan Post、Australia Post、Royal Mail 4 State Customer、KIXCode（Dutch）、UPU 4 State Postal FICS（Post US4）、USPS 4 State Postal（Post US3）
- ■寸法・重量：16.5(H)cm×9.8(L)cm×6.7(W)cm／162g
- ■概要
  - メガピクセルのセンサーと高度なアルゴリズムにより、最初の操作で、様々なメディア上のほぼすべての状態のバーコードを読み取ること可能。
  - ビーパーのボリュームとトーンを選択可能。さらに「バイブレータ」・「サイレント」モードの設定が可能。
  - 病院内で頻繁に行われる消毒に対応。

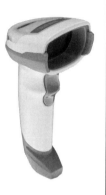

Xenon1900hシリーズ　メディカル仕様 高性能2次元カラーイメージャー
㈱イメージャー　営業部
TEL：048-456-5381　　URL: http://www.imagers.co.jp

手持型

- ■読取方式：カメラ方式
- ■インターフェース：USB（HID、仮想COM）、PS/2、RS232C
- ■照明LED：白色、エイマー：緑色
- ■読取コード種別
  <一次元シンボル>
  JAN/EAN/UPC、Code128＆GS1-128、Code39、Codabar、ITF、Code11、Code93、GS1-Databar、Codablock、Matrix 2of5、Standard 2of5、インダストリアル 2of5等
  <二次元シンボル>
  QR Code、Micro QR、PDF417、Micro PDF417、GS1-DatabarComposite、Maxi Code、Data Matrix、Aztec Code等
- ■寸法：104×71×160mm、147g（ケーブルを除く）
- ■概要
  - 耐薬品性　ヘルスケアモデル（メディカルプラスチックモデル）
  - カラーバーコードの読み取りが可能　最速移動読み取り 6.1m/秒（UPC 100%）
  - 高品質なカラーデジタル画像の取得や多彩なデータ処理が可能
  - Xenon1900h本体無償修理保証期間は5年間（ケーブルは除く）
  - データ編集機能（Imager社オリジナル）でデータフォーマットの簡単設定（GS1の編集機能も搭載で、識別子を選択しての出力や編集もユーザーサイドで簡単設定で可能）
  <有償オプション>
  - ソロモン・デコーダー（Imager社オリジナル）搭載により、使用期限文字、MS明朝、MSゴシック、OCR-BフォントやDPM等の読み取りが可能。

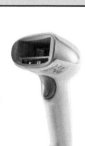

小型二次元コードスキャナ　slimQR
ウェルコムデザイン㈱
TEL：078-993-6010　　URL: www.e-welcom.com

手持型

- ■読取方式：エリアイメージャ（640×480ピクセルCMOSセンサ）
- ■インターフェース：USB（HID/V-COM）、microUSB、RS232C
- ■読取コード種別
  バーコード、二次元コード、医療用規格バーコード（GS1-128）対応
- ■寸法：117.24×34.2×40mm、38g（ケーブル除く）
- ■概要

slimQRは省スペース・軽量の抗菌エリアイメージャです。

オプションのスタンドも小型で場所を取らず、ハンズフリーで操作可能。

GS1-128の医療用規格読み取りにも対応。応用機能（オプション）導入で、

GS1コードのデータ編集や照合、漢字カナ変換送信もできます。

医療業界では患者のリストバンドと薬品／看護師の3点認証で誤投薬の防止など様々な所で利用されています。

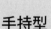

固定式2次元ハンディスキャナ　L-22X
㈱オプトエレクトロニクス
TEL：048-446-1181　　URL：http://www.opto.co.jp

手持型

- ■読取方式：CMOSイメージセンサ
- ■インターフェース：USB(HID,COM)、RS232C
- ■読取コード種別

＜2次元シンボル＞
各種GS1 DataBar合成シンボル、QR, DataMatrix、PDF417等
＜1次元シンボル＞
各種GS1 DataBar、JAN、EAN、UPC、Code39、Code93、Code128、Codabar (NW-7)、Interleaved 2of5等
＜OCR＞
OCR-B 等
- ■寸法：約165.3(D)×62.2(W)×31.4(H)mm（突起含まず）、約77g
- ■概要
  - 業界初 ヘラ型形状の2次元スキャナ
  - 超高速読み取りを実現。1次元スキャナにも劣らないスムーズな読み取り
  - 360°読み取り、OCR、DPM等、多種多様のケースに対応したマルチな読み取り
  - ガンタイプスキャナに比べ、筐体が非常に薄いスタイリッシュなデザイン。本体に滑り止めがあり、置台を使わなくてもよい構造で作業現場のスペースを損ないません。
  - 抗菌筐体や脱着ケーブルを採用しているので、作業者のメンテナンスを製品です。

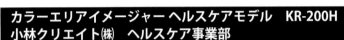

カラーエリアイメージャー ヘルスケアモデル　KR-200H
小林クリエイト㈱ ヘルスケア事業部
TEL：03-3553-2715　　FAX：03-3553-2716　　URL：http://k-cr.jp/

手持型

- ■読取方式：CMOSイメージセンサ
- ■インターフェース：USB(HIDキーボード、COMポートエミュレーション)、PS2、RS232C、IBM46xx
- ■読取コード種別

＜一次元＞
GS1データバー、Code39、Code93、Code128、Codabar、JAN、UPC、EAN、Codablock、interleaved2of5、
＜二次元＞
GS1データバー合成シンボル、PDF417、Micro PDF417、Maxi Code、Data Matrix、QRコード、マイクロQRコード、Aztec Code
- ■寸法・重量：104(H)×71(W)×160(D)mm ／ 147g(ケーブル含まず)
- ■概要
  - 本体無償修理保証期間は6年間（ケーブルは除く）
  - 業界トップクラスの高速移動読み取り（6.1m/秒（JAN））
  - カラー画像の撮影、カラーシンボルの読み取りも可能
  - オプションでOCR読み取り対応（使用期限文字、MS明朝、MSゴシック、OCR-B等）
  - 印刷品質の悪いコードやカスレなどのダメージを受けたコードにも抜群の読取性能を発揮

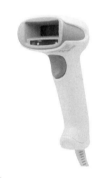

CodeReader 2600
センテック㈱　営業部
TEL：03-5833-6350　　URL: www.sen-tec.co.jp

手持型

- ■読取方式：2次元CMOS 1.2メガピクセル
- ■インターフェース：Bluetooth ClassII、RS232、USB2.0、HID、HIDKBD、仮想COM、OPOS
- ■読取コード種別

＜1D＞
Codabar、Code 11、Code 32、Code 39、Code 93、Code 128、Interleaved 2 of 5、GS1 DataBar (RSS)、Hong Kong2 of 5、Maxtrix 2 of 5、MSI Plessey、NEC 2 of 5、MSI Plessey、Pharmacode、Plessey、Straight 2 of 5、Telepen、Trioptic、UPC/EAN/JAN
＜スタック1D＞　MicroPDF、PDF417、GS1 Composite (CC-A/CC-B/CC-C)
＜2D＞　Aztec Code、Data Matrix、Han Xin、Micro QR
＜QR Code 独占2D＞　GoCode (※要ライセンス)
＜郵便コード＞
Australian Post、Intelligent Mail、Japan Post、KIX Code、PLANET、POSTNET、UK Royal Mail
- ■寸法
  - パームトップ：28×130×51mm、128g
  - ハンドグリップ：135×139×51mm、170.5g
- ■概要
  - 滅菌消毒処置対応の素材で作られており 医療現場での活用に最適です
  - メモリー内蔵の為、データ編集も簡単プログラムでリーダー内で処理が可能です。また、データコレクターとしての利用も可能です。
  - JavaScriptで読み取ったデータの編集が自由に行えます。
  - Bluetoothによる専用受信機も用意されており、また、スマホとのコミュニケーションも簡単です。

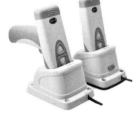

SH1
㈱デンソーウェーブ　カスタマーサービス部　AUTO-IDエンジニアリング室
TEL：0120-585-271　URL: http://www.denso-wave.com/

手持型

■読取方式：アドバンストスキャンプラス（CCD）
■インターフェース：USB 1.1
■読取コード種別
GS1-128 (EAN-128)、GS1 DataBar (RSS)、EAN-13/8 (JAN-13/8)、UPC-A/E、UPC/EAN（アドオン付き）、Interleaved 2 of 5、Standard 2 of 5、Codabar (NW-7)、CODE39、CODE93、CODE128、
■寸法：132(H)×57(W)×32(D)mm、約55g
■特長
いつでもどこでもクリーンに使える「コンパクトスキャナ」
(1) 凹凸の少ないフラット形状でいつでも清潔に使える抗菌※仕様
トリガースイッチをなくし、タッチスイッチを採用したことにより、フラット形状を実現。アルコール除菌可能かつ、凹凸の少ないボディのため拭きやすく、常に清潔な状態を保つことができます。※本体のみ。ケーブルなどは除く。
(2) 小型・薄型モデルのコンパクトデザインで省スペースに最適
小型で薄い「コンパクトスキャナ」。長時間の作業や省スペースでの運用に最適です。持ち運びにも便利で、使う場所を選びません。
(3) バイブレーションと表示LEDで読み取り確認がしやすい
音を出さずに、バイブレーションと表示LEDで読み取りの確認をすることができるので、静かな病室での運用にも安心してご利用頂けます。

SE1-BUB-C
㈱デンソーウェーブ　カスタマーサービス部　AUTO-IDエンジニアリング室
TEL：0120-585-271　URL: http://www.denso-wave.com/

手持型

■読取方式：アドバンストスキャンプラス(CCD)
■インターフェース：Bluetooth Ver.2.1＋EDR準拠クラス2
■読取コード種別
GS1-128(EAN-128)、GS1 DataBar(RSS)、EAN-13/8(JAN-13/8)、UPC-A/E、UPC/EAN（アドオン付き）、Interleaved 2 of 5(ITF)、CODABAR(NW-7)、CODE32、CODE39、CODE93、CODE128、MSI、Plessey
■寸法：99.7(H)×40.7(W)×27.1(D)mm、約70g
■特長
GS1も、RFIDも、どちらも読める。
(1) バーコードとRFIDの読み取りが可能
RFIDの読み取りに対応しており、患者さんのRFIDリストバンドの読み取りも可能です。また1対1のRFタグ処理に最適な読み取り距離3cm※程度で、周りのRFタグを読み取る心配がなく、スムーズに1枚毎のRFタグの処理が可能です。
※読み取り距離はRFタグにより異なります。
(2) 持ち運びに便利
ポケットにも入る小さなサイズなので1日中持っていても邪魔になりません。さらに、特定省電力モデルなので免許不要でどこにでも持ち歩けます。
(3) スマートフォンやタブレットと簡単接続
設定用のコードを読み取るだけでBluetooth®搭載機器と簡単に繋がります。

薄型抗菌 二次元ハンドスキャナ　NI22XUSB
日栄インテック㈱　開発事業部　バーコードグループ
TEL：03-5816-7141　FAX：03-5816-7140　http://www.barcode.ne.jp/

手持型

■読取方式：モノクロCMOSエリアセンサ（30万画素）
■インターフェース：USB(HID/COM)
■読取コード種別
<1D>
UPC-A/UPC-E（アドオン含む）、EAN8/EAN13（アドオン含む）、JAN8/JAN13（アドオン含む）、Code 39、Codabar(NW-7)、Industrial 2 of 5、Interleaved 2 of 5、S-Code、Code 93、Code 128、MSI/Plessey、Code 11、Korean Postal Authority code、Postal Code
<GS1/Composite>
GS1 DataBar、GS1 DataBar Limited、GS1 DataBar Expanded、Composite GS1 DataBar、Composite GS1-128、Composite EAN、Composite UPC
<2D>
PDF417、MicroPDF417、Codablock F、QR Code、MicroQR Code、Data Matrix(ECC200)、MaxiCode、Aztec Code、Chinese-sensible code
<OCR>
Machine Readable Travel Documents、ISBN(OCR-B)
■寸法・重量：62.2(W)×165.3(D)×31.4(H)mm・約77g（ケーブル除く）
■概要
　液晶画面上のコードの読取りも可能。従来のブザー音とLEDによる表示の他、バイブレーション機能を搭載。OCR-Bフォントに対応。薄くて軽量、女性の手でも持ちやすいデザイン。

DPM対応 抗菌 二次元ハンドスキャナ　NI46XUSB
日栄インテック㈱　開発事業部　バーコードグループ
TEL：03-5816-7141　FAX：03-5816-7140　http://www.barcode.ne.jp/

手持型

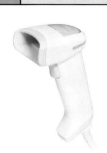

- ■読取方式：モノクロCMOSエリアセンサ(30万画素)
- ■インターフェース：USB(HID/COM)
- ■読取コード種別
  ＜1D＞
  UPC-A/UPC-E（アドオン含む）、EAN8/EAN13（アドオン含む）、JAN8/JAN13（アドオン含む）、Code 39、Codabar(NW-7)、Industrial 2 of 5、Interleaved 2 of 5、S-Code、Code 93、Code 128、MSI/Plessey、Code 11、Korean Postal Authority code、Postal Code
  ＜GS1/Composite＞
  GS1 DataBar、GS1 DataBar Limited、GS1 DataBar Expanded、Composite GS1 DataBar、Composite GS1-128、Composite EAN、Composite UPC
  ＜2D＞
  PDF417、MicroPDF417、Codablock F、QR Code、MicroQR Code、Data Matrix(ECC200)、MaxiCode、Aztec Code、Chinese-sensible code
  ＜OCR＞
  Machine Readable Travel Documents、ISBN(OCR-B)
- ■寸法・重量：153.4(W)×60(D)×105.4(H)mm・約112g（ケーブルを除く）
- ■概要
  液晶画面上のコードの読取りも可能。従来のブザー音とLEDによる表示の他、バイブレーション機能を搭載。OCR-Bフォントに対応。金属や電子基板上に刻印されたDPM読取りに対応。ガン型で手袋着用でも握りやすいデザイン。

2次元コード読取センサ　PD65
パナソニック デバイスSUNX㈱　セールスサポートグループ
TEL：0568-33-7351　URL：www.panasonic.net/id/pidsx

手持型

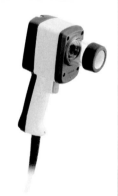

- ■読取方式：ボタンによるトリガ
- ■インターフェース：RS232C、USB
- ■読取コード種別
  QR Code、Micro QR Code、Data Matrix (ECC200)
- ■寸法：89×73×42mm、約500g
- ■概要
  - 専用ツールソフト「PDTOOL」（フリー）で、高度な機能を簡単設定
  - 国際標準規格 ISO/IEC15415に準拠した「2次元コード印字品位検証機能」
  - メンテナンスを考慮したコネクタ構造

WB1F　（業界最小名刺1/5サイズ）
IDEC AUTO-ID SOLUTIONS㈱
TEL：03-5715-2177　URL：https://ias.co.jp/

固定型

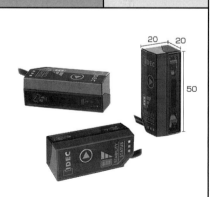

- ■読取方式：CCDスキャナ
- ■インターフェース：RS-232、USB
- ■読取コード種別
  JAN/EAN/UPC、GS1データバー、Code39、Code128、ITF、Codabar 等
- ■寸法：50×20×20mm
- ■概要
  - 業界最小（他社相当機種体積比60％減）
  - 読取データ解析機能搭載
  - 広い視野角読取可能で装置の組込みに最適
  - 逐次照合機能により、データ照合可能

固定式2次元イメージャー　NLV-5301
㈱オプトエレクトロニクス
固定型

TEL：048-446-1181　URL: http://www.opto.co.jp

■読取方式：2次元イメージャー
■インターフェース：RS-232C、USB
■読取コード種別
＜2次元シンボル＞
各種GS1 DataBar合成シンボル、QR, DataMatrix、PDF417等
＜1次元シンボル＞
各種GS1 DataBar、JAN、EAN、UPC、Code39、Code93、Code128、Codabar (NW-7)、Interleaved 2of5等
＜OCR＞
OCR-B 等
■寸法：33.0(D)×41.1(W)×24.0(H) mm、95g
■概要
これからは検体バーコードの読み取りは2次元イメージャーの時代です。
●2次元イメージャーならではのメリット
・医療用医薬品のバーコードシンボルに完全対応　・汚れ、カスレなど難読に強い　・設置が容易　・長深度
●1Mピクセル、最大120fpsセンサを採用し移動体に強く、回転や移動している試験管のラベルも読み取り可能。従来の1次元スキャナを置き換えできます。
●さらに NLV-5301は広角48°を実現！これまで2次元イメージャーで問題となっていた画角の狭さのため設置距離が大きくなっていた問題を解決。検体読み取り装置の小型化に貢献します。

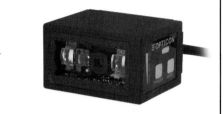

マルチコードリーダ　V400-R2
オムロン㈱
固定型

TEL：0120-919-066　URL：http://www.fa.omron.co.jp/

■読取方式：イメージャ方式
■インターフェース：RS-232C、OK/NG出力
■読取コード種別
＜バーコード＞
GS1-Databar Limited (RSS Limited)、GS1-Databar Expanded (RSS Expanded)、GS1-Databar Composite (RSS Composite)、WPC (JAN/EAN/UPC)、Codabar (NW-7)、ITF、Industrial2of5 (STF)、Code39、Code93、Code128、GS1-128 (EAN-128)、GS1-Databar (RSS-14)
＜2次元コード＞
QR code、DataMatrix (ECC200)、MicroQR code、PDF417、MicroPDF417、AztecCode、MaxiCode、Codablock-F
■寸法：約41(W)×33(D)×24(H)mm
■概要
・名刺の約1/3サイズと超小型
・500m/分の高速移動体を安定読取り
・汚れ、かすれ、にじみなどの難読コードもしっかり読取り
・読取りテストスイッチを本体に搭載、テスト結果はLEDとブザーでお知らせ
・IP65の耐環境ボディ

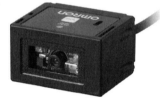

CodeReader5000
コードリーダー・ジャパン㈱　営業部
固定型

TEL：03-5833-6367　URL: www.codereader-jp.com

■読取方式：2次元CMOS 1.2メガピクセル
■インターフェース：Bluetooth、RS232、USB2.0(USB HID、HID キーボード、仮想COM ポート)
■読取コード種別
＜1D＞
Codabar、Code11、Code32、Code39、Code93、Code128、Interleaved 2 of 5、GS1 DataBar (RSS)、Hong Kong2 of 5、Maxtrix 2 of 5、MSI Plessey、NEC 2 of 5、MSI Plessey、Pharmacode、Plessey、Straight 2 of 5、Telepen、Trioptic、UPC/EAN/JAN
＜スタック1D＞　MicroPDF、PDF417、GS1 Composite (CC-A/CC-B/CC-C)
＜2D＞　Aztec Code、Data Matrix、Han Xin、Micro QR
＜QR Code 独占2D＞　GoCode(※要ライセンス)
＜郵便コード＞
Australian Post、Intelligent Mail、Japan Post、KIX Code、PLANET、POSTNET、UK Royal Mail
■寸法
パームトップ：36×130×54mm、156g
ハンドグリップ：142×130×51mm、196.5g
■概要
・デュアルフィールド光学系の採用で、小さなコードも大きなコードも一括読取が可能です。
・円筒形の物やガラスチューブに貼り付けた光沢のきつい環境のコードもらくらく読み取ります。
・二次元コード対応の割にコストパーフォーマンスが抜群に良いために、購入しやすい金額に設定してあります。
・JavaScriptで読み取ったデータを簡単に編集できます。

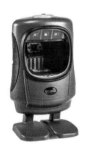

二次元コードリーダ　MicroHAWKシリーズ
㈱サイレンスネット　営業部
TEL：045-475-1555　　URL: http://www.silencenet.com

固定型

- ■読取方式：C-MOSカメラ32万／130万／500万画素
- ■インターフェース：USB、RS-232/422、EtherNet TCP/IP、EtherNet IP
- ■読取コード種別

＜二次元シンボル＞
Data Matrix（ECC 0-200）、QR Code、Micro QR Code、Aztec、DotCode

＜スタックシンボル＞
PDF417、MicroPDF417、GS1 DataBar（Composite and Stacked）

＜バーコード＞
Code 39、Code 128、BC412、Interleaved 2 of 5、UPC/EAN、Codabar、Code 93、Pharmacode、PLANET、POSTNET、Japanese Post、Australian Post、Royal Mail、Intelligent Mail、KIX

- ■寸法：ID20の場合 24.1×33.5×38.8mm、26g
- ■概要

インターフェースと性能仕様に応じて三機種を提供、設置距離の決まった用途に対しコストを抑えた固定焦点品もラインアップ（焦点距離は選択可）。セルサイズ25μmに対応する高分解能モデル、そして偏光フィルタ/拡散光生成フィルタなどアクセサリも豊富。

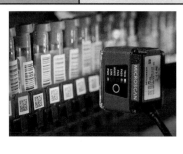

2次元コード読取センサ　PD60
パナソニック デバイスSUNX㈱　セールスサポートグループ
TEL：0568-33-7351　　URL：www.panasonic.net/id/pidsx

固定型

- ■読取方式：外部スタート、自動スタート
- ■インターフェース：RS232C、USB
- ■読取コード種別

QR Code、Micro QR Code、Data Matrix（ECC200）

- ■寸法：89×73×42mm、約500g
- ■概要
  - 専用ツールソフト「PDTOOL」（フリー）で、高度な機能を簡単設定
  - 国際標準規格 ISO/IEC15415に準拠した「2次元コード印字品位検証機能」
  - メンテナンスを考慮したコネクタ構造

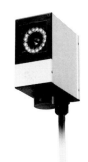

GS1認定　バーコード検証器 LVS 9510-5
㈱マーストーケンソリューション　営業企画室
TEL：03-3352-8523　　URL：https://www.mars-tohken.co.jp

固定型

- ■読取方式：エリアイメージセンサ
- ■インターフェース：USB
- ■読取コード種別

　全てのバーコード、2次元コード（ISO規格対象）

- ■寸法：260(w)×280(h)×230(d)mm
- ■概要
  - GS1データバー、GS1合成シンボルを含む、全てのバーコードが検証できます。
  - 操作は簡単！画面に表示された画像からバーコードをマウスで範囲指定するだけでOK。
  - わかりやすい日本語対応（希少）。操作画面、検証結果は誰にでも簡単に操作が可能。
  - さらに、検証結果を表示するだけでなく、低グレードの場合には解析情報まで表示されるので、その後の印字品質の改善ヒントとなります。

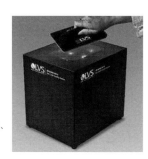

Bi-2000
㈱エフケイシステム　営業部
TEL：052-908-1156（名古屋本社）　03-6803-2615（東京営業所）

手持型・固定型兼用

■読取方式：レーザー、CCD
■インターフェース：USB
■読取コード種別
<一次元>
Standard Code39、Full ASCII Code39、Code93、Code128、GS1-128 (EAN-128)、UPC-A、UPC-E、JAN-13、JAN-8、Codabar/NW-7、Interleaved 2 of 5 (ITF)、Industrial 2 of 5、Matrix 2 of 5、Code 11、MSI、UK Plessy Code、IATA Code、Code 32、GS1 Databar
■寸法・重量：71(W)×160(L)×94(H)mm・146 ±5g
■概要
Bi-2000は、近距離・遠距離に対応した、LED＋レーザーモジュールを搭載。読取環境に応じてリーダーが自動で変化するLEDとレーザー光源のデュアルエイミングを採用。低コントラスト・低品質のバーコードの読み取りを向上、最大400mmまでの読み取り距離に対応。レーザー光線で離れたバーコードを簡単に読み取ることができる。また、液晶画面の読み取りもLEDで可能。LEDは緑色と赤色で発光パターンの選択対応。読取振動機能搭載、専用スタンドによる物体検知機能でオートモードも可能。小売・物流・製造業以外にGS1Databarも読み取り可能である為、医療向けにも使用いただける。

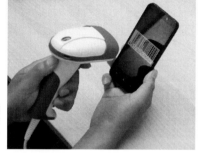

Magellan1100i
ユタカ電気㈱　システム機器部　バーコード営業課
TEL：03-5807-4600　FAX：03-3836-1210　URL：http://www.yutakaelectric.co.jp/

手持型・固定型兼用

■読取方式：CMOSイメージセンサ（136デジタルスキャンライン）
■インターフェース：RS232C／USB／PS2（マルチインターフェース）
■読取コード種別
<一次元シンボル>
JAN/EAN/UPC（アドオンコード選択可）、書籍JAN2段コード（EAN/JAN二段ラベル）、新雑誌コード、　GS1 DataBar オムニディレクショナル（RSS-14）、GS1 DataBar エクスパンデッド（RSS Expanded）、　GS1 DataBar リミテッド（RSS Limited）、GS1-128（UCC/EAN128）、Code 39、Code 93、Code 128、Codabar(NW-7)、ITF(Interleaved 2 of 5)、Standard 2 OF 5
<二次元シンボル>
QRコード、DataMatrixコード、Maxiコード、Aztecコード、PDF417、MicroPDF417、GS1 DataBarコンポジット
■寸法：リーダー部；84(H)×71(W)×94(D)mm、チルトスタンド；58(H)×74(W)×97(D)mm
■重量：リーダー部；198.5g、チルトスタンド；187.1g
■概要
「Magellan1100iシリーズ」は流通の小売現場用リーダーとして開発されましたが、医療分野でも検査装置用バーコード・リーダーなどで、多くの実績があります。

QuickScan I 2DBT
ユタカ電気㈱　システム機器部　バーコード営業課
TEL：03-5807-4600　FAX：03-3836-1210　URL：http://www.yutakaelectric.co.jp/

手持型・固定型兼用

■読取方式：イメージセンサ（Wide VGA 752×480ピクセル）
■インターフェース：RS232C／USB／PS2（マルチインターフェース）
■読取コード種別
<一次元>
JAN/EAN/UPC（アドオンコード選択可）、新雑誌コード、GS1 DataBar オムニディレクショナル（RSS-14）、GS1 DataBar エクスパンデッド（RSS Expanded）、GS1 DataBar リミテッド（RSS Limited）、GS1-128（UCC/EAN128）、Code 39、Code 93、Code 128、Codabar(NW-7)、ITF(Interleaved 2 of 5)
<二次元>
QRコード、MicroQRcode、DataMatrixコード、Maxiコード、Aztecコード、PDF417、MicroPDF417、UPC A/E Composites、GS1 DataBarコンポジット
■寸法：163(H)×41(W)×91(D)mm
■重量：リーダー部；200g、充電兼用ベース；230g
■概要
新製品の「QuickScan I 2DBT」はBluetooth無線を内蔵し、小型で低価格を実現した二次元リーダです。作業者に配慮した目に優しい照準光で、液晶画面上のバーコード読取りにも対応しました。ケーブルが煩わしい現場で活躍します。

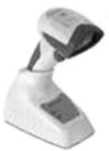

ワイヤレス二次元ハンディターミナル・XIT-320-R
㈱ウェルキャット　営業推進部
TEL：03-5740-5294　　　URL：http://www.welcat.co.jp

ハンディターミナル

■読取方式：エリアセンサ
■インターフェース：IEEE802.11a/b/g/n、Bluetooth Ver3.0準拠、
　　　　　　　　　Bluetooth Ver4.2(BLE)準拠、microSD/SDHCカード
■読取コード種別
＜一次元＞
NW-7、CODE39、JAN-13/8、UPC-A/E、Industrial 2of5、
COOP 2of5、ITF、CODE93、CODE128、GS1-128、GS1 DataBar
＜二次元＞
QR、Micro QR、PDF417、Micro PDF417、DataMatrix、
GS1 DataBar Composite、カスタマーコード、Maxicode
■寸法：(W)61.6×(D)180×(H)42mm／253g（バッテリーパック含む）
■概要
【豊富な機能を搭載、現場業務をサポート】
・Bluetooth Ver.4.2(BLE)標準搭載、ビーコンによる位置検出・
　スマホとの通信も可能。
・複数バーコードの一括読み取りができるマルチスキャン対応、文字も読み取るOCR機能を搭載（※オプション）。
・音声再生機能を搭載、作業指示やエラーなどを音声で伝え、初めての方でも簡単に操作することが可能。

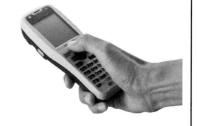

抗菌ハンディターミナル　Model 8001H
ウェルコムデザイン㈱
TEL：078-993-6010　　URL: www.e-welcom.com

ハンディターミナル

■読取方式：ロングレンジCCD／レーザ
■インターフェース：バッチ式（専用クレードル経由で上位デバイスと接続）
■読取コード種別
コード39、インターリーブド25、インダストリアル25、
マトリクス25、コーダバー、コード93、コード128、EAN128（GS1-128）、JAN/EAN/UPC、GS1-Databar、
GS1-Databar limited/expanded、COOP25他
■寸法：122×56×32mm、120g（電池含む）
■概要
ボディやキーパッドの素材に抗菌素材を組み込んだハンディターミナルです。
抗菌作用が経年劣化することなく持続するので医療・介護・研究の分野での利用におすすめです。
GS1-128やGS1 Databarの医療用規格の読み取りに対応しています。
標準付属アプリで入出庫・棚卸・照合などの運用ができます。

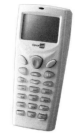

PRea ST-300S　二次元コードスキャナーモデル
キヤノンマーケティングジャパン㈱　モバイルソリューション企画部
TEL：03-6719-9847　　URL：http://cweb.canon.jp/ht/lineup/st-300/index.html

ハンディターミナル

■読取方式：モノクロCMOSエリアセンサ方式
■インターフェース：
無線LAN：IEEE802.11 a/b/g/n、Bluetooth：Bluetooth 2.1+EDR準拠、
USB：USB2.0ホスト・クライアント、Full Speed（USB通信クレードルCR-15U使用時）
■読取コード種別
UPC A/E、EAN/JAN-8、EAN/JAN-13、Code128(GS1-128)、Code39、Code93、ITF、DTF、
Codabar(NW-7)、MSI、GS1 Databar、QRコード、MircoQRコード、連結QRコード、PDF417、
MicroPDF417、DataMatrix、MaxiCode
■寸法：幅:61.6×長さ:173×高さ43.5(36.9)mm、約225g
■概要
ラウンド型デザインで手のひらに密着し持ちやすいグリップ型ボディーを採用。オートフォーカス
機能搭載2次元モジュールを装備し、離れた位置からの読み取りが可能。かすれや汚れなど難読コー
ドの読取性能を強化し、ビニールパック越しのコードやスマートデバイスに表示したコード読み取
りにも対応。

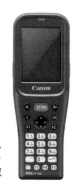

CodeReader3600
コードリーダー・ジャパン㈱　営業部
TEL：03-5833-6367　URL：www.codereader-jp.com

ハンディターミナル

■読取方式：2次元CMOS 1.2メガピクセル
■インターフェース：Bluetooth、RS232、USB2.0（USB HID、HID キーボード、仮想COM ポート）
■読取コード種別
<1D>
Codabar、Code11、Code32、Code39、Code93、Code128、Interleaved 2 of 5、GS1 DataBar（RSS）、Hong Kong2 of 5、Maxtrix 2 of 5、MSI Plessey、NEC 2 of 5、MSI Plessey、Pharmacode、Plessey、Straight 2 of 5、Telepen、Trioptic、UPC/EAN/JAN
<スタック1D>　MicroPDF、PDF417、GS1 Composite（CC-A/CC-B/CC-C）
<2D>　Aztec Code、Data Matrix、Han Xin、Micro QR
<QR Code 独占2D>　GoCode（※要ライセンス）
<郵便コード>
Australian Post、Intelligent Mail、Japan Post、KIX Code、PLANET、POSTNET、UK Royal Mail
■寸法
パームトップ：36×130×54mm、156g
ハンドグリップ：142×130×51mm、196.5g
■概要
・デュアルフィールド光学系の採用で、小さなコードも大く長いコードも一括読取が可能です。
・円筒形の物やガラスチューブに貼り付けた光沢のきつい環境のコードもらくらく読み取ります。
・二次元コード対応の割にコストパーフォーマンスが抜群に良いために、購入しやすい金額に設定してあります。
・JavaScriptで読み取ったデータを簡単に編集できます。

業務用携帯端末　RZ-H250シリーズ
シャープビジネスソリューション㈱
TEL：043-299-8405　FAX：043-299-8367　URL：https://www.sharp-sbs.co.jp/

ハンディターミナル

■読取方式：CMOSイメージセンサ
■インターフェース：micromicroSDカードスロット、IEEE802.11a/b/g/n 内蔵、Bluetooth Spec.V2.1+EDR、ヘッドフォン端子、外部接続端子
■読取コード種別
<一次元>
JAN13/8、EAN13/8、UPC-A/E、ITF、NW-7、CODE128、CODE39、Industrial2of5（Discrete2of5）、GS1-128（UCC/EAN128）、GS1 Data Barオムニディレクショナル（RSS-14）、GS1 Data Barトランケート（RSS-14 Truncated）、GS1 Data Barリミテッド（RSS Limited）、GS1 Data Barエクスパンデット（RSS Expanded）、GS1 Data Barスタック（RSS-14 Stacked）、GS1 Data Barスタック・オムニディレクショナル（RSS Stacked Omni directional）、GS1 Data Barエクスパンデット・スタック（RSS Expanded Stacked）
<二次元>
QRコード、マイクロQRコード、PDF417、マイクロPDF417、DataMatrix、Maxiコード、Aztec Japan Postalコード、合成シンボルCC-A／CC-B／CC-C
■寸法・重量：約79(W)×約169(D)×約40(H)mm（突起部は除く）／約250g
■概要
・長時間の利用も片手で操作が可能な、スタイリッシュな本体デザイン
・従来機比2倍以上の連続約30時間の長時間駆動など、基本性能が充実
・落下や衝撃、水濡れなどに強い堅牢設計

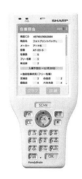

Android端末二次元コードリーダー
センテック㈱　営業部
TEL：03-5833-6350　URL：www.sen-tec.co.jp

ハンディターミナル

■読取方式：1300万画素カメラ
■インターフェース：WiFi/Bluetooth4.1/LTE＆W-CDMA
■読取コード種別
UPC/EAN/JAN、BC412、Codabar、Code 11、Code 32、Code 39、Code 93、Code 128、IATA 2 of 5、Interleaved 2 of 5、GS1 Databar、Hong Kong 2 of 5、Matrix 2 of 5、MSI Plessey、NEC 2 of 5、Pharmacode、Plessey、Straight 2 of 5、Telepen、Trioptic スタック Codablock F、Code 49、GS1 Composite（CC-A/CC-B/CC-C）、MicroPDF、PDF417、二次元Aztec Code、Data Matrix、Han Xin、Micro QR Code、QR Code
■寸法：約146.9×70.9×8.19mm、140g
■概要
・Andoroidの機能をそのまま利用
・NFC（オプション）も選択可能
・バーコード／二次元コード／GS1 Databar／Compositeに対応
・ダイレクトパーツマーキング（DPM）にも対応
・光の乱反射などによる ダメージコードにも強い
・解像度はAndroid機のカメラに拠り大画面による視認が簡単

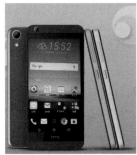

頑丈4.7型ハンドヘルド　TOUGHPAD FZ-N1
パナソニック㈱　モバイルソリューションズ事業部
TEL：0120-878655　URL：https://panasonic.biz/cns/pc/prod/pad/n1/

ハンディターミナル

- ■OS：Android™ 6.0、Android™ 5.1.1
- ■ワイヤレスWAN（公衆網通信）：LTE/3G（HSPA/WCDMA）/GSM、VoLTE対応
- ■インターフェース：micro USBポート、拡張バスコネクター、バーコードリーダー、NFC準拠非接触ICカードリーダーライター、ヘッドセット端子
- ■読取コード種別：44種類の多彩なバーコード／2次元コードに対応
Codabar (NW-7)、Code11、Code39、Code93、Code128、Discrete 2 of 5、JAN/EAN/UPC、GS1 Composite、GS1 DataBar(RSS) Expanded、GS1 DataBar(RSS) Limited、GS1 DataBar(RSS) Omni-Directional、Interleaved 2 of 5、Matrix 2 of 5、Chinese 2 of 5、Korean 3 of 5、MSI、Bookland EAN、UCC Coupon Code、ISSN EAN、GS-1 128、ISBT 128、Trioptic Code 39、Code32、Inverse 1D、Aztec、Data Matrix、HanXin、MaxiCode、Micro PDF417、PDF417、QR Code、Aztec Inverse、Data Matrix Inverse、MicroQR、QR Inverse、Han Xin Inverse、Australian Post、BPO (British Post)、Dutch Post(KIX)、Intelligent Mail、Japan Post、Planet(US Planet)、Postnet(US Postnet)、UPU FICS Postal
- ■寸法：幅74×奥行156×厚み16.3/31mm（バーコードリーダー部）（突起部除く）
- ■概要
  - 軽量約275g、コンパクトな頑丈ハンドヘルド
  - 使い勝手のよい、斜め配置のバーコードリーダー搭載
  - 音声通話機能搭載。ハンズフリー通話も可能な100dBAスピーカー搭載

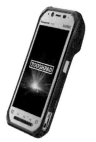

GS1-Databar/GS1-128「GS1-チェッカー」
㈱マーストーケンソリューション　営業企画室
TEL：03-3352-8523　URL：https://www.mars-tohken.co.jp

ハンディターミナル

- ■読取方式：エリアイメージセンサ
- ■インターフェース：WiFi無線LAN、Bluetooth、CFスロット、microSD
- ■読取コード種別
  <バーコード>
  JAN/EAN/UPC、ITF、Codabar、Code39、Code128、GS1-128、Code93、GS1-Databar
  <2次元シンボル>
  DataMatrix(ECC200)、PDF417、QRコード、マイクロQR、マイクロPDF、RSS合成シンボル、MaxiCode、カスタマーバーコード
- ■寸法：69[80]（W）×159(H)×23[43](D)mm（※[ ]内突起部）
- ■概要
『医療用医薬品における新バーコード表示』のガイドラインを正しく理解できていますか？ GS1-DatabarおよびGS1-128(UCC/EAN-128)はシンボル自体の規格の他に、印字するデータフォーマットのガイドラインがISO（国際標準規格）で定められております。これに準拠していないと流通市場や他のシステムでは使用できません。ガイドラインを正しく理解するには高い業界知識が必要です。"GS1-チェッカー"はバーコードを読ませるだけで、誰でも簡単にガイドラインへの適合チェックが可能です！
標準搭載の『照合アプリ』は、現場でポカミス防止にご好評いただいております。

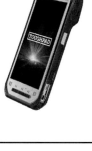

ヘルスケア向けスマートハンディターミナル　PA720MCA
ユニテック・ジャパン㈱　セールス&マーケティンググループ
TEL：03-3523-2766　URL：http://jp.ute.com

ハンディターミナル

- ■読取方式：二次元イメージャ
- ■インターフェース：USB、WiFi、Bluetooth
- ■読取コード種別
  <一次元>
  Codabar(NW7)、Code 11、Code 32、Code 128、Code 39、Code 93、JAN/EAN13、JAN/EAN8、MSI、GS1 Databar14 Expended、GS1 Databar Limited、GS1 Databar、UPC A、UPC E、GS1-128(UCC/EAN-128)、Standard 2 of 5(Discrete 2 of 5)、オーストラリア郵便、イギリス郵便、日本郵便
  <二次元>
  Aztec、Datamatrix、Maxicode、Micro PDF417、PDF417、QR Code、micro QR、GS1合成 CC-A/B、CC-C、GS1-128（UCC/EAN）
- ■寸法：170×81×30mm、287g
- ■概要
医療・薬局・介護等での使用を考慮して、ボディを抗菌対応、清潔感のある白色を採用。Android 6.0 OS搭載。4.7インチの大きな画面、二次元イメージャスキャナに加えてNFC HF RFIDリーダも内蔵、ID等の読み取りが可能。WiFiおよびBluetoothを標準搭載しており、ワイヤレス環境で使用できる。

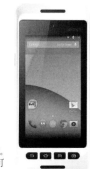

Bluetoothデータコレクタ BW-330BT
アイメックス㈱　営業部
TEL：03-3750-0511　URL: http://www.aimex.co.jp/

■読取方式：カメラ（エリアイメージャ）
■インターフェース：USB & Bluetooth (HID/SPP)（専用USBドングルのオプション有）
■読取コード種別
＜一次元シンボル＞
　JAN/EAN、UPC、Codabar(NW-7)、Code39、Code93、Code128、ITF、GS1-128、GS1-DataBar
＜二次元シンボル＞
　QR、MicroQR、PDF417、MicroPDF417、MaxiCode、DataMatrix、Aztec、GS1 Composite、郵便カスタマコード
■寸法・重量：104(L)×44(W)×25.5(D)mm／80g
■概要
- Bluetoothスキャナ／USBケーブルスキャナ／データコレクタの3way
- スマートフォンなどの液晶画面に表示したバーコード／二次元コードの読取りも可能
- 確認用LED、ブザー、バイブレーションによる読取確認
- 抗菌樹脂採用、IP54、シリコンカバー標準付属

データコレクタ

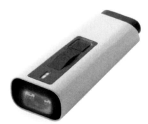

RIDA DBT6400-HC
IDEC AUTO-ID SOLUTIONS㈱
TEL：03-5715-2177　URL: https://ias.co.jp/

■読取方式：エリアイメージャ
■インターフェース：Bluetooth 4.0 クラス2
■読取コード種別
＜バーコード＞
JAN/EAN/UPC、GS1データバー、Code39、Code128、ITF、Codabar等
＜2次元コード＞
Datamatrix ECC200、QRコード、PDF417 等
■寸法：112.5×42.3×27.5mm
■概要
- ISO22196対応抗菌プラスチックとIP50の保護構造
- 当社好評読取確認グリーンスポット技術搭載
- 本格的な2Dスキャナの読取性能を小型データコレクタに！

データコレクタ

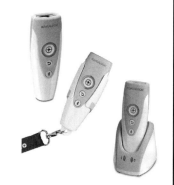

バーコードスキャナ CS4070-HC
アヴネット㈱　エンベデッド・IP&E事業エンベデッド事業本部　情報機器部
TEL：03-5792-9860　FAX：03-5792-9702

■読取方式：カメラ方式
■インターフェース：Bluetooth
■読取コード種別
＜一次元シンボル＞
　UPC/EAN、補足付きUPC/EAN、Bookland EAN、ISSN、UCC Coupon Extended Code、Code 128、GS1-128、ISBT128、Code 39、Code 39 Full ASCII、Trioptic Code 39、Code 32、Code 93、Code 11、Matrix 2 of 5、Interleaved 2 of 5、Discrete 2 of 5、Codabar、MSI、Chinese 2 of 5、GS1 DataBar、Korean 3 of 5、ISBT Concat
＜二次元シンボル＞
　PDF417、MicroPDF417、Composite Codes、TLC-39、Data Matrix、Maxicode、QR Code、MicroQR、Aztec、Han Xin
＜ポスタルコード＞
　US Postnet、US Planet、UK Postal、Japan Post、Australia Post、Royal Mail 4 State Customer、KIXCode (Dutch)、UPU 4 State Postal FICS (Post US4)、USPS 4 State Postal (Post US3)
■寸法・重量：11.15(L)cm×4.55(W)cm×2.6(H)cm／93g
■概要
- iOS、Android そして Windows モバイルデバイスのためのワイヤレススキャニング
- 簡単な Bluetooth 接続
- 「サイレントモード」を搭載
- 病院内で頻繁に行われる消毒に対応
- リアルタイムデータ送信とバッチモードに対応
- フルシフトに対応するバッテリー容量と充実したアクセサリー

データコレクタ

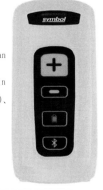

ポケットワイヤレス二次元バーコードスキャナ　MS926
ユニテック・ジャパン㈱　セールス&マーケティンググループ
TEL：03-3523-2766　　URL：http://jp.ute.com

データコレクタ

- ■読取方式：二次元イメージャ
- ■インターフェース：Bluetooth、USB、USB仮想COM
- ■読取コード種別

<一次元コード>
UPC-A、UPC-E、JAN/EAN-8、JAN/EAN-13、CODE 39、CODE 128、GS1 128、
I 2 of 5、NEC 2 of 5、CODE 93、Codabar (NW7)、GS1DataBar、CODE 11、MSI、UPC-E1、S 2 of 5、
中国郵便、韓国郵便

<二次元コード>
QR コード、Data Matrix、Aztec Code、PDF417、Macro PDF417、Micro PDF417、MaxiCode、
GS1コンポジット、漢信コード、オーストラリア郵便、英国郵便、カナダ郵便、日本郵便、
KIX (オランダ) 郵便、GS1コンポジット、韓国郵便

- ■寸法：96×37×21mm、63g
- ■概要

お手頃な価格で二次元バーコード読み取りが可能。スマホの液晶画面のバーコード読み取りも。NFCによる簡単ペアリング。データをメモリに保存可能。1:1、1:n、n:nのデータ照合機能内蔵。三点認証、入・出庫の間違いを防ぐ確認用に。有機LEDディスプレイ、バイブとビープ、LEDによる表示。

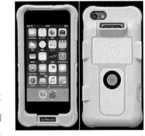

iPhone/iPod touch用モバイルジャケットスキャナAsReader Combo
アイメックス㈱　営業部
TEL：03-3750-0511　　URL: http://www.aimex.co.jp/

ジャケット型

- ■読取方式：カメラ（エリアイメージャ）、HF帯RFID（NFC）
- ■インターフェース：MFi on Lightning
- ■読取コード種別

<一次元シンボル>
UPC/EAN/JAN、GS1 DataBar、Code 39、Code 128、Code 32、Code 93、
Codabar/NW7、Interleaved 2 of 5、Code 2 of 5、Matrix 2 of 5、MSI、
Telepen、Trioptic、China Post

<二次元シンボル>
PDF417、Micro PDF417、GS1合成シンボル、Aztec Code、DataMatrix、
QR Code、Micro QR Code、MaxiCode、Han Xin Code

- ■寸法：64.0×16.8×117.3mm、98g（電池含む）
- ■概要

iPhoneやiPod touchに装着するだけで、スマートデバイスの持つ機能をそのまま活かしたバーコード（一次元・二次元）・NFC両用のハンディターミナルになります。NFCに対応したバイタルサイン測定機器から測定値を自動取得、電子カルテへ自動転記のニーズにお応えしました。
ヒューマンエラーに起因する「ヒヤリハット」を未然に防ぐだけでなく、バイタルデータ入力の手間を省いて業務を効率化します。

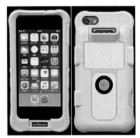

AsReader　ASR-020D
㈱アスタリスク
TEL：050-5536-1185　　URL：https://asreader.jp

ジャケット型

- ■読取方式：2D CMOSイメージセンサー
- ■インターフェース：MFi on Lightning
- ■読取コード種別

<1D>
JAN、UPC/EAN、CODE11、CODE39、CODE93、CODE128、
ITF(INTERLEAVED 2of5)、DISCRETE 2of5、CHINESE 2of5、
MATRIX 2of5、CODABAR(NW-7)、MSI、GS1 DATABAR OMNIDIRECTIONAL、
GS1DATABAR LIMITED、GS1DATABAR EXPENDED 等

<2D>
PDF417、MicroPDF417、Datamatrix、QR Code、Micro QR Code、
Aztec、RSS、Composite、TLC-39、MaxiCode/Postal：US PostNet、
US Planet、UK Postal、Australian Postal、Japan Postal、
Dutch Postal (KIX) 等

- ■寸法：63.7×9.7×117.2mm（本体）
- ■概要
- AsReaderシリーズのASR-020Dは、iPhone5以降・iPod touch第5世代以降をはじめ、Lightning接続のできる殆どのiOSデバイスに対応（ジャケット型のリーダー本体部とケースを分離しました）。
- リストバンドや薬剤など曲面にあるバーコードも読み取ります。
- 各社電子カルテとの連携も進んでおり、多数の病院や調剤薬局での導入実績を誇ります。

AsReader　ASR-0230D
㈱アスタリスク
TEL：050-5536-1185　　URL：https://asreader.jp

ジャケット型

■読取方式：2D CMOSイメージセンサー /UHF帯RFID（920.6 ～ 923.4 MHz、250mW）
■インターフェース：MFi on Lightning
■読取コード種別
＜1D＞
JAN、UPC/EAN、CODE11、CODE39、CODE93、CODE128、ITF（INTERLEAVED 2of5）、DISCRETE 2of5、CHINESE 2of5、MATRIX 2of5、CODABAR（NW-7）、MSI、GS1 DATABAR OMNIDIRECTIONAL、GS1DATABAR LIMITED、GS1DATABAR EXPENDED 等
＜2D＞
PDF417、MicroPDF417、Datamatrix、QR Code、Micro QR Code、Aztec、RSS、Composite、TLC-39、MaxiCode/Postal：US PostNet、US Planet、UK Postal、Australian Postal、Japan Postal、Dutch Postal（KIX）等
＜RFID＞
ISO 18000-6 TypeC/ EPC Class1Gen2に準拠したタグ
■寸法：64.0×16.8×117.3mm（本体）
■概要
- AsReaderシリーズのASR-0230Dは、iPhone5以降・iPod touch第5世代以降をはじめ、Lightning接続のできる殆どのiOSデバイスへの対応を見据えたモデルです。リストバンドや薬剤など曲面のバーコードも読み取ります。
- 1次元・2次元の各コードの読み取りはもちろん、この1台でUHF帯RFIDのリーダーライターの機能も備えているので、バーコード運用からRFID運用への過渡期にもピッタリです。SGTINでシリアル番号単位の管理もできるので、消費期限にも細かく対応可能です。

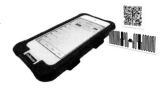

SL22/42シリーズ　Appleデバイス用ジャケット型スキャナ　メディカルモデル
㈱イメージャー　営業部
TEL：048-456-5381　　URL: http://www.imagers.co.jp

ジャケット型

■読取方式：カメラ方式
■インターフェース：UART（SL22h/42h － iPod touch、iPhone）
■読取コード種別
＜一次元シンボル＞
JAN/EAN/UPC、Code128＆GS1-128、Code39、Codabar、ITF、Code11、Code93、GS1-Databar、Codablock、Matrix 2of5、Standard 2of5、インダストリアル 2of5等
＜二次元シンボル＞
QR Code、Micro QR、PDF417、Micro PDF417、GS1-DatabarComposite、Maxi Code、Data Matrix、Aztec Code等
■寸法：143.5×70.3×30mm、125 g（SL22 Magなし）
■概要
- iPhoneやiPod touchを装着してハンディーターミナルとしてご利用いただけます
- 耐薬品性　ヘルスケアモデルもあり（メディカルプラスチックモデル）
- Appleデバイスを保護する構造により耐落下強度1.2m確保
- Appleデバイスがバッテリ不足の際は、ジャケット本体のバッテリから電源供給可能
- バッテリ稼働時間：約12時間
- iPhoneを利用したバイブレーションモードをサポート（SL42シリーズ）

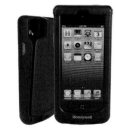

MT1227L
アイニックス㈱　営業部
TEL：03-5728-7500　　FAX：03-5728-7510　　URL：http://www.ainix.co.jp/

ポケット型

■読取方式：2次元イメージャ
■インターフェース：Bluetooth 2.1 ＋EDR（Class2）/ USB
■読取コード種別
＜一次元シンボル＞
UPC/EAN/JAN、Codabar（NW7）、Code39、Code93、Code128、GS1-128、GS1 Databar、Interleaved 2of5、Industrial 2of5、Matrix 2of5、Code32
＜二次元シンボル＞
QR Code、Micro QR Code、GS1 QR Code、DataMatrix、
GS1 DataMatirix、PDF417、Micro PDF417、Code49、Code16K、GS1 Databar Composite
■寸法：(L)102×(W)42.5×(H)21.5mm、77g以下
■概要
抗菌仕様の筐体とバイブレータを標準装備。1,000mAhのリチウムポリマー電池を搭載、フル充電で12時間の運用や1万回の読み取りが可能。また、2MBメモリー搭載により、バッチモードでデータ蓄積できる。防塵・防滴グレードIP55。

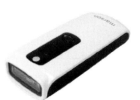

読者アンケートご協力のお願い

　本誌では、読者の皆様方に読みやすく、お役に立てる誌面づくりを心掛けて編集を行っておりますが、より一層の努力をしてまいりたいと考えております。

　つきましては、このアンケートにご協力いただき、読者の皆様方の貴重なご意見をお聞かせいただきたいと存じますので、お手数ですがご協力の程よろしくお願い申し上げます。

―― アンケートご記入欄 ――

●お読みいただいた雑誌名を○でお囲み下さい。

配管技術・油空圧技術・建築設備と配管工事・建設機械・計測技術・ターボ機械・超音波TECHNO・月刊自動認識
住まいとでんき・画像ラボ・光アライアンス・クリーンテクノロジー・クリーンエネルギー・検査技術・環境浄化技術
福祉介護テクノプラス・プラスチックス・機械と工具・流通ネットワーキング　　（　　　）年（　　　）月号

●お読みいただいた雑誌の中で興味をもったあるいは参考になった記事のタイトルをお書き下さい。
①
②
③

●今後お読みになりたいテーマ・ご興味のある話題をお聞かせ下さい。
（業界で話題の人物・技術ニュースなども）
①
②
③
④

●本誌に対するご意見・ご要望

お名前		e-mail	
会社名		所属	
勤務先住所	〒	TEL	
		FAX	

アンケートご協力誠にありがとうございます。このページを下記FAX番号にお送り下さい。
尚、アンケートにご協力いただいた皆様には抽選で粗品を進呈させていただきます。

〈個人情報について〉
お申込みの際お預かりしたご住所やEメールなど個人情報は事務連絡の他、日本工業出版からのご案内（新刊案内・セミナー・各種サービス）に使用する場合があります。

FAX. 03-3944-6826

日本工業出版株式会社　編集部　行
e-mail : info@nikko-pb.co.jp

Always viewing the new technology

明日の技術に貢献する日工の月刊技術雑誌

プラントエンジニアのための専門誌
配管技術 B5判96頁・定価2,138円

液体応用工学の専門誌
油空圧技術 B5判80頁・定価2,138円

建築設備の設計・施工専門誌
建築設備と配管工事 B5判96頁・定価2,138円

ポンプ・送風機・圧縮機・タービン回転機械等の専門誌
ターボ機械 B5判64頁・定価2,138円

建設機械と機械施工の専門誌
建設機械 B5判64頁・定価2,138円

試験・検査・評価・診断・寿命予測の専門誌
検査技術 B5判80頁・定価2,138円

やさしい計測システム専門誌
計測技術 B5判80頁・定価2,138円

メーカー・卸・小売を結ぶ流通情報総合誌(隔月刊)
流通ネットワーキング B5判128頁・定価3,758円

環境と産業経済の共生を追求する
クリーンエネルギー B5判80頁・定価1,955円

クリーン環境と清浄化技術の専門誌
クリーンテクノロジー A4変形判80頁・定価2,057円

無害化技術を推進する専門誌(隔月刊)
環境浄化技術 B5判128頁・定価3,326円

画像技術の専門誌
画像ラボ Image Laboratory
A4変形判96頁・定価2,138円

ユビキタス時代のAUTO-IDマガジン
月刊 自動認識
バーコード シンボル RFID バイオメトリクス
A4変形判80頁・定価2,138円

光技術の融合と活用のための情報ガイドブック
光アライアンス A4変形判64頁・定価2,138円

超音波の総合誌(隔月刊)
超音波TECHNO B5判128頁・定価4,190円

アメニティライフを実現する
Amenity & Ecology
住まいとでんき A4変形判64頁・定価1,490円

つくる・えらぶ・つかうひとのための
福祉介護テクノプラス A4変形判64頁・定価1,500円

日本プラスチック工業連盟誌
プラスチックス Japan Plastics
B5判64頁・定価1,598円

生産加工技術を支える
機械と工具 B5判80頁・定価1,598円

日本工業出版
http://www.nikko-pb.co.jp　e-mail:info@nikko-pb.co.jp
●本社 〒113-8610 東京都文京区本駒込6-3-26　tel:03-3944-1181 fax:03-3944-6826
●大阪営業所　tel:06-6202-8218

＜日工の知っておきたい小冊子シリーズ＞
医療用医薬品のバーコード活用事典

平成29年8月10日　第1刷発行

発行人　　　小林大作
発行所　　　日本工業出版株式会社
　　　　　　月刊「自動認識」編集部
本　　社　　〒113-8610　東京都文京区本駒込6-3-26
　　　　　　TEL03(3944)1181 (代)　FAX03(3944)6826
大阪営業所　06(6202)8218　FAX06(6202)8287
販売専用　　03(3944)8001　FAX03(3944)0389
振　　替　　00110-6-14874
http://www.nikko-pb.co.jp　e-mail:info@nikko-pb.co.jp

〈東京本社付近図〉

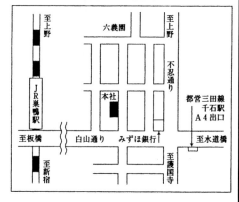

ISBN978-4-8190-2915-5 C3058 ¥500E　　　　定価：本体500円＋税

| マイナンバー | 伝票番号 | ダンボールの賞味期限 |

大幅に読み取り性能が向上 Solomon OCR 3.0（ソロモン）

多種多様な書体の文字列(※1)を高精度で高速読み取り！

PM251への搭載例

【 運用事例 】

- マイナンバー / 通知カード
- パスポート番号
- 運転免許証
- ダンボールの賞味期限（上 / 中 / 下旬 識別可能）
- 宝くじ番号
- 宅配便 伝票番号
- 複数段読み取り
- 食品パッケージ
- ハンドラベラー貼付シール
- 医薬品パッケージ

OCR-B　01234 ABCDE
MS ゴシック　01234 ABCDE
MS 明朝　01234 ABCDE
ファーリントン7B　0123456789

日付の読み取りに特化した**賞味期限モード**と、任意の書式を設定できる**汎用モード**を用意したことにより、様々なシーンで活用することができます。
賞味期限モードでは、ダンボールに印字された品質が低い印字条件でも粘り強く読み取ることができます。
汎用モードでは、複数段設定により、最大5段までの文字列を一括で読み取ることができます。

- ハンディ機器に特化したOCRエンジンにより、**多様なフォントで正確かつ高速な読み取り**が可能です。
- 設定により、**多様な書式（フォーマット）の読み取り**が可能です。
- マイナンバー、パスポート、運転免許証の**チェックデジットに対応**しており、番号の確実な読み取りが可能です。

✓ 既存のシステムに導入しやすい　✓ 低コスト　✓ 場所を取らない　✓ かんたん読み取り
✓ 1台で多機能　・1次元、2次元コード読み取り（QRコード、DataMatrixなど）　・画像撮影が可能（※スキャナによる）
　　　　　　　・パスポート、運転免許証などの身分証明書や、証券番号などの読み取りも可能

ソロモンOCR/ソロモンデコーダー 搭載可能2次元スキャナ 一例

Xenon1900 1902（ワイヤレス）
高性能 2次元スキャナ

Xenon 1900h Color 1902h Color（ワイヤレス）
ヘルスケアモデル 2次元カラースキャナ

PM251
業務用 2次元PDA

PM200
低価格 2次元PDA

99EXni
防爆認定 高堅牢PDA

3320g
小型 定置式スキャナ

7580g
卓上型 2次元スキャナ

7980g
卓上型 2次元スキャナ

※1 装飾性の高いフォントなどは読み取りができない場合もあります。

Imager 株式会社 イメージャー
〒333-0811　埼玉県川口市戸塚2-21-34 アルトピアーノ2F
TEL：048-456-5381　FAX：048-456-5382
URL：http://www.imagers.co.jp/

Android 端末

RS31
モバイルコンピュータ

選べるリーダ
リニアイメージャ
レーザースキャナ
2D イメージャ

医療用医薬品コード GS1 対応

GS1 DataBar Limited
(01) 01234567891231

GS1 Composite
abcdefg
(01) 00001234567895

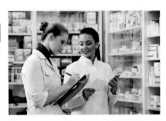

IP67 & 高い堅牢性

HF RFID・NFC リーダライタ 搭載

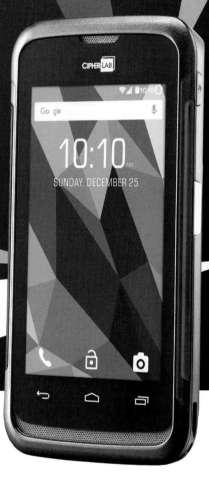

LTE(4G) 対応
- SIM フリー端末
- Android 6.0
- Quad コア
- Bluetooth 4.1/2.1　無線LAN IEEE802.11 a/b/g/n
- GPS / A-GPS

手袋のまま操作可能
- 高感度タッチパネル
- IP67 & 高い堅牢性
- 動作温度 -20~50℃
- 明るい大画面
- GMS モデル ラインアップ

標準搭載アプリ
データ収集
照合機能
FTP送受信

InfoHunter™ Plus
専用アプリの開発が不要です！

●改良のため、外観・仕様を予告なく変更することがあります。　●各製品名・社名は該当各社の商標または登録商標です。

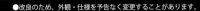

ウェルコムデザイン株式会社

URL：www.e-welcom.com
e-mail：welcom@e-welcom.com

東京　TEL(03)5295-7250(代)　FAX(03)5295-7252
神戸　TEL(078)993-6010(代)　FAX(078)993-6020

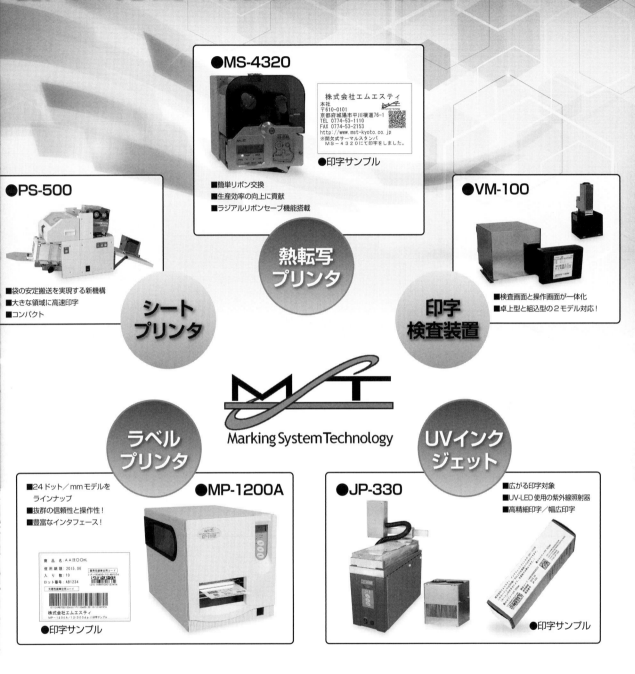

バーコード検証機能付きプリンタ

不良バーコードの流出防止に最適

● 印字後のバーコードを内蔵したバーコードリーダーで読取します。バーコードリーダーの搭載機種によって1次元・2次元共に対応できます。

● 万一、読取不能なバーコードを検知した場合は、自動でNGマーキングを行い正しく読めるバーコードを再度印字します。

● オートニクス標準プリンタ MES シリーズへオプション装備できます。

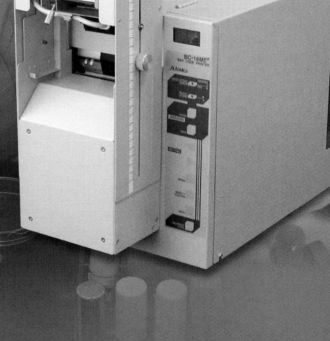

株式会社 オートニクス　URL http://www.autonics.co.jp/

本社・営業本部 〒353-0003 埼玉県志木市下宗岡4-14-26　TEL:048-475-3311　FAX:048-475-3319
大阪営業所 〒230-0046 大阪市北区菅原10-32 ウエムラ西天満ビル401　TEL:06-6313-5368　FAX:06-6313-5468

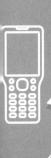

QRコード® モデル1　クロ QRコード®　各種一次元バーコード　Data Matrixコード Square　Data Matrixコード Rectangular

組み込み機器向け　バーコード ソリューション

QRコード® デコード ライブラリー
GR-QR/DECODER

- 8ビットモノクロ画像からQRコード®を判別し、デコード
- QRコード® モデル2のデコードに対応
- JIS規格 JIS-X0510 準拠
- 数字、英数字、8ビットバイト、漢字モードに対応（連結モードは別途対応可能）
- バーレカンプマッシー法（Berlekamp-Massey algorithm）による高速な誤り訂正
- 元画像に対する簡易的なノイズ除去と、歪み補正を実装

Data Matrixコード デコード ライブラリー
GR-DataMatrix/DECODER

- 8ビットモノクロ画像からData Matrixコードを判別し、デコード
- 画像中の複数のData Matrixコードを全てデコード
- ECC200 に対応
- ISO/IEC 16022 準拠
- バーレカンプマッシー法(Berlekamp-Massey algorithm)による高速な誤り訂正
- 画像の回転、長方形、平行四辺形の歪みも対応
- 画像の奥行きによって発生する台形歪みにも対応

一次元バーコード デコード ライブラリー
GR-BARCODE/DECODER

- JAN8/13(GS1-8/13)、UPC-A/UPC-E、ITF、NW-7(CODABAR)、CODE39、CODE128/EAN128の一次元バーコードに対応
- 8ビットモノクロ画像のライン上に存在する一次元バーコードを判別しデコード
- ライン上の複数のバーコードを正方向、逆方向問わず全てデコード
- 各種歪みに強いロジック

QRコード® エンコード ライブラリー
GR-QR/ENCODER

- QRコード® モデル2、マイクロ QRコード®に対応
- JIS規格 JIS-X0510 準拠
- 数字、英数字、8ビットバイト、漢字モードに対応
- 組み込み製品向けの固定長データ用途に対応

Data Matrix コードエンコードライブラリー
GR-DataMatrix/ENCODER

- DataMatrix の豊富なタイプに対応
- ECC200 に対応
- ISO/IEC 16022 準拠

一次元バーコード エンコード ライブラリー
GR-BARCODE/ENCODER

- JAN8/13(GS1-8/13)、UPC-A/UPC-E、ITF、NW-7(CODABAR)、CODE39、ODE128/EAN128 の一次元バーコードに対応

GS1 データバー（1次元タイプ）エンコードライブラリー / PDF417 エンコードライブラリーも開発中

各製品共通の特長

- OS に非依存な設計
- 組み込み機器開発の期間を短縮し、開発コスト削減に貢献
- ロイヤリティ不要の契約でお求めやすい価格
- ANSI C で記述されたソースコードでの提供

受託開発も可能です。詳しくは弊社までお問い合わせください。

株式会社 グレープシステム® 営業部
横浜市西区みなとみらい2-3-3 クイーンズタワーB 19F 〒220-6119
TEL:045-222-3761　FAX:045-222-3760

e-mail　sales@info.grape.co.jp
URL　http://www.grape.co.jp/

＊QRコードは(株)デンソーウェーブの登録商標です。

SHARP
HandyBrain
RZ-H250 series

スタイリッシュなデザインに、さまざまな業務で使いやすいハイスペックモデル。

使いやすいデザイン
感性工学手法に基づいた最適な重心バランスで安定して持ちやすい

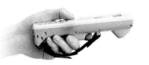

連続約30時間*の長時間駆動
長時間駆動(最大30時間*)モードと長寿命モード

優れた堅牢性・防水性

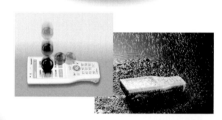

業務効率をアップする多彩な機能を搭載

使いたい時、すぐに使える
高速起動/ハーフサスペンド機能

快速シャッターで素早く撮影
広角撮影対応カメラ(モデル対応)*

ICカードを本体前面で簡単読み込み
NFC規格のカードリーダーライター(モデル対応)*

高速スキャナーで高速スキャン
1次元/2次元コードスキャナー(モデル対応)*

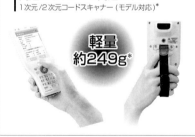

軽量 約249g*

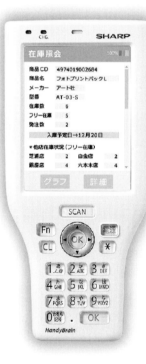

システム構築に威力を発揮する各種ツール

無線LANの電波環境をチェック
無線LANサイトサーベイ

端末状況をリモート管理
ログ管理機能/リモートディスプレイツール
(別途アプリケーションソフトが必要)

パソコンとUSB経由でデータ交換
Windows8/8.1®対応ファイル交換ツール

一括キッティングで効率化
無線LAN/端末間/USB経由キッティングツール

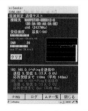 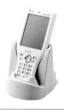

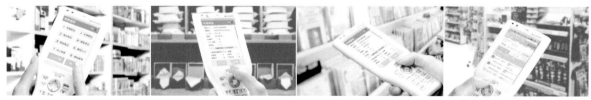

販売元(お問い合わせ先):シャープビジネスソリューション株式会社　TEL.043-299-8405
*:詳細は右記URL(https://www.sharp-sbs.co.jp/ht/rzh250.html)を参照下さい。

新改訂版
知っておきたい バーコードの知識

FAX 03-3944-6826
フリーコール 0120-974-250

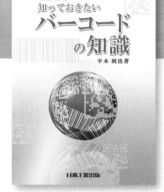

バーコードと二次元コードの歴史、種類と特長、関連機器、システム構築手法、応用事例など、中級レベルの研究者、技術者が知っておきたい基礎知識を網羅しています。今回第8版では、前版より4年の間に行われた、バーコードシンボル、適用仕様、利用方法などの標準化、また、無線データ通信の高速化により無線LANシステムやモバイルシステムの広い普及を踏まえた改定を行い、バーコード知識の中級レベルの本として分かり易く編集しました。

平本純也 著
A5判 本文372ページ 定価3,800円+税

目次

第1章 一次元シンボル
- 1-1 バーコードシンボルの定義
- 1-2 一次元シンボルの定義
- 1-3 一次元シンボルの分類
- 1-4 一次元シンボルの特徴
- 1-5 一次元シンボルの種類
- 1-6 バーコードシンボルの規格
- 1-7 広く使用されるバーコードシンボル
- 1-8 バーコードシンボルの歴史
- 1-9 共通流通シンボル JAN、EAN
- 1-10 書籍、雑誌バーコード
- 1-11 生鮮JANコード
- 1-12 クーポンJANコード
- 1-13 米国商品コード UPC
- 1-14 インターリーブド 2 of 5(Interleaved 2 of 5)
- 1-15 共通物流シンボル ITF
- 1-16 Code 2 of 5
- 1-17 マトリックス 2 of 5、NEC 2 of 5
- 1-18 Code11
- 1-19 MSI Code
- 1-20 コーダバー(Codabar)/NW7
- 1-21 Code39
- 1-22 Code39 Full ASCII
- 1-23 Code93
- 1-24 Code128
- 1-25 GS1-128(UCC/EAN-128)
- 1-26 ISBT128
- 1-27 省スペースシンボルGS1 Databar(RSS)
- 1-28 商品識別コード GTIN(ジーティン)
- 1-29 梱包インジケータ PI
- 1-30 グローバルロケーション番号 GLN
- 1-31 連続出荷コンテナコード SSCC
- 1-32 アプリケーション識別子 AI
- 1-33 シンボル体系識別子
- 1-34 セルフチェック
- 1-35 チェックデジット(チェックキャラクタ)
- 1-36 バーコードの印字密度
- 1-37 バーコードの印刷品質の評価方法
- 1-38 デコード容易度の計算
- 1-39 低い品質グレードの原因

第2章 二次元シンボル
- 2-1 二次元シンボルの定義
- 2-2 二次元シンボルの方式
- 2-3 二次元シンボルの特徴
- 2-4 二次元シンボルの種類
- 2-5 二次元シンボルの規格
- 2-6 広く利用される二次元シンボル
- 2-7 二次元シンボルの歴史
- 2-8 Code49
- 2-9 PDF417
- 2-10 QR Code
- 2-11 GS1 QR Code
- 2-12 DataMatrix
- 2-13 GS1 DataMatrix
- 2-14 MaxiCode
- 2-15 AztecCode
- 2-16 VeriCode
- 2-17 GS1 Composite(合成シンボル)
- 2-18 誤り訂正機能
- 2-19 大容量シンボルのデータ構造
- 2-20 二次元シンボルの印刷品質

第3章 バーコードの読取
- 3-1 バーコード読取の原理
- 3-2 バーコードのデコード方法
- 3-3 マニュアルスキャン方式
- 3-4 CCDスキャン方式(リニアイメージャ方式)
- 3-5 レーザスキャン方式
- 3-6 イメージャ方式
- 3-7 バーコードリーダの種類
- 3-8 バーコードリーダのインターフェース
- 3-9 データ入力ソフトウェア
- 3-10 読取率と誤読率
- 3-11 分解能と読取率の関係
- 3-12 波長と読取率の関係
- 3-13 誤り訂正の利用方法
- 3-14 拡散反射と鏡面反射
- 3-15 反射と透過
- 3-16 コントラストの表記方法
- 3-17 許容傾斜角度
- 3-18 トリガー方式の種類
- 3-19 モバイルターミナルの機能
- 3-20 モバイルミドルウェア

第4章 バーコードの印刷
- 4-1 バーコードラベルの作成方法
- 4-2 バーコードプリンタの方式
- 4-3 バーコードプリンタの種類
- 4-4 ドット密度と印字密度の関係
- 4-5 バーコードの印字方向と印字品質の関係
- 4-6 バーコード印刷ソフトウェア
- 4-7 インクリボンの種類
- 4-8 バーコードラベルの種類
- 4-9 バーコードラベルを作成する手順
- 4-10 フィルムマスター
- 4-11 ラベル印刷の方式
- 4-12 オートラベラーの方式
- 4-13 バーコード検証機
- 4-14 リライタブルペーパー
- 4-15 ダイレクトマーキング(DPM)
- 4-16 ディスプレイバーコード
- 4-17 医療用リストバンド

第5章 バーコードシステム
- 5-1 バーコードの役割
- 5-2 バーコードの利用方法
- 5-3 POS(Point of Sales)
- 5-4 EOS(Electronic Ordering System)
- 5-5 POT(Point of Transportation)
- 5-6 POP(Point of Production)
- 5-7 POC(Point of Care)
- 5-8 EDI(Electronic Data Interchange)
- 5-9 流通BMS(Business Message Standards)
- 5-10 EDIとバーコードの関係
- 5-11 GDS(Global Data Synchronization)
- 5-12 イーパーコード、モバイルシンボル
- 5-13 ソースマーキングとインストアマーキング
- 5-14 JANコードの登録方法
- 5-15 物流におけるバーコードの利用方法
- 5-16 PDラベル
- 5-17 SCMラベルとSCM検品
- 5-18 連続出荷コンテナコード SSCC-18
- 5-19 医療機器・医療材料標準バーコード
- 5-20 医薬品標準バーコード
- 5-21 食料品標準物流バーコードラベル
- 5-22 コンビニ料金代理収納バーコード
- 5-23 国際標準輸送ラベル
- 5-24 産業界の標準ラベル
- 5-25 カンバンシステム
- 5-26 カラーバーコード
- 5-27 入出庫管理システム
- 5-28 ロケーション管理システム
- 5-29 検品システム
- 5-30 自動仕分けシステム
- 5-31 バーコードデータ収集の方法
- 5-32 誤読の要因
- 5-33 バーコードシステム構築の留意点

日本工業出版(株) 販売課
〒113-8610 東京都文京区本駒込6-3-26 TEL 03-3944-8001 FAX 03-3944-0389
sale@nikko-pb.co.jp http://www.nikko-pb.co.jp/

新改訂版 知っておきたいバーコードの知識 申込書
―切り取らずにこのままFAXしてください―

ご氏名※				
ご住所※	〒		勤務先☐	自宅☐
勤務先		ご所属		
TEL※		FAX		
E-Mail	@			
申込部数	定価3,800円+税×	部+送料100円 ＝		
	まとめ買い割引(10部以上)3,800円+税×	部(送料無料) ＝		

※印は必須事項です。

月刊 自動認識

| バーコードシンボル | RFID | バイオメトリクス |

本体価格¥1,980（税別）／年間購読料¥23,000（14冊・増刊2冊含）

バーコードシステムを中心にOCR・音声認識・RFID・マシンビジョン・磁気/ICカードなど自動認識技術全般をカバーする我が国で初の専門技術です。対象分野もPOS、物流、OA、FA、など幅広い分野を扱い、掲載内容も、実務にすぐ役立つ最新技術・利用技術を中心に、基礎知識まで、わかりやすく紹介、自動認識技術の普及・向上に役立てると共に、その裾野の拡大を目指すことを編集方針としております。

購読のお申し込みは　フリーコール **0120-974-250**

http://www.nikko-pb.co.jp/

日本工業出版㈱ 販売課

〒113-8610　東京都文京区本駒込6-3-26　TEL. 03-3944-8001　FAX. 03-3944-6826
E-mail：sale@nikko-pb.co.jp

流通ネットワーキング

本体価格¥3,480（税別）／年間購読料¥20,000（隔月刊・6冊）

流通業界や他業界の動向を詳報。リストラ成功法、物流コスト算定法、クーポン券・カードの研究、海外事例など合理的経営に寄与する戦略を満載。効率的な物流・流通を実現する最先端システムおよびユーザー事例を紹介。官庁情報の速報・解説など、マーチャンダイジング＆ロジスティクスの革新を目指し、卸売業界を取り巻く諸問題の解決策提案を軸として販売戦略、流通戦略、ロジスティクス戦略の構築に寄与する誌面です。

購読のお申込は　フリーコール **0120-974-250**

http://www.nikko-pb.co.jp/

日本工業出版㈱ 販売課

〒113-8610　東京都文京区本駒込6-3-26　TEL.03-3944-8001　FAX.03-3944-6826
E-mail：sale@nikko-pb.co.jp